脊柱的螺旋稳定

背痛的预防与治疗

［捷克］ 理查德·施米西科 ｜ 凯瑟琳·施米西科娃 ｜ 苏珊·施米西科娃 /著

隋鸿锦 ｜ 于胜波 ｜ 李哲 /主译

电子工业出版社·

Publishing House of Electronics Industry

北京·BEIJING

版权贸易合同登记号　图字：　01-2020-2679

图书在版编目（CIP）数据

脊柱的螺旋稳定：背痛的预防与治疗/（捷克）理查德·施米西科，（捷克）凯瑟琳·施米西科娃，（捷克）苏珊·施米西科娃著；
隋鸿锦，于胜波，李哲主译. —北京：电子工业出版社，2021.1
书名原文：Healthy spine: treatment and prevention of back pain
ISBN 978-7-121-39907-7

Ⅰ.①脊…　Ⅱ.①理…　②凯…　③苏…　④隋…　⑤于…　⑥李…　Ⅲ.①脊柱病－康复医学　Ⅳ.①R681.509

中国版本图书馆CIP数据核字（2020）第217756号

责任编辑：郝喜娟
印　　　刷：河北迅捷佳彩印刷有限公司
装　　　订：河北迅捷佳彩印刷有限公司
出版发行：电子工业出版社
　　　　　北京市海淀区万寿路173信箱　　邮编：100036
开　　本：880×1230　1/16　　印张：11.5　　字数：552千字
版　　次：2021年1月第1版
印　　次：2024年6月第7次印刷
定　　价：100.00元

凡所购买电子工业出版社图书有缺损问题，请向购买书店调换。若书店售缺，请与本社发行部联系，联系及邮购电话：（010）88254888，88258888。
质量投诉请发邮件至zlts@phei.com.cn，盗版侵权举报请发邮件至dbqq@phei.com.cn。
本书咨询联系方式：haoxijuan@phei.com.cn。

译者名单

主　译：

隋鸿锦　　　　　　　　大连医科大学

于胜波　　　　　　　　大连医科大学

李　哲　　　　　　　　广东医科大学

副主译：

郑　楠　　　　　　　　大连医科大学

张健飞　　　　　　　　大连医科大学

郑　硕　　　　　　　　大连医科大学附属第二医院

张志宏　　　　　　　　大连医科大学

李菲菲　　　　　　　　大连医科大学

朱炜楷　　　　　　　　大连医科大学附属第一医院

迟彦艳　　　　　　　　大连医科大学

付　媛　　　　　　　　广东医科大学

隋雪君　　　　　　　　大连金石滩生命奥秘博物馆

译者序

　　2017年，"人体的奥秘"巡回展览在捷克布拉格举办。其后不久，我便收到了署名为理查德·施米西科的来信。在信中理查德提到他参观了"人体的奥秘"展览，对展出的人体标本非常欣赏；希望能够与我建立合作关系，并且希望我授权他使用展览中的一些图片。因为经常收到此类来信，我并没有太在意，只是客气地回信表示感谢，同时希望能对他的工作有更多的了解。

　　随后，理查德便通过邮件发来了他的PPT，简要地介绍了他的工作。为了展示合作计划，他还专门附上了用"人体的奥秘"展览中的标本图片做出的螺旋肌肉链理论说明。

　　他的PPT让我睁大了眼睛。"上工治未病"，健康对人生的重要性是不言而喻的。理查德独创的螺旋稳定理论是一种全新的健身理论，有科学性，同时又简易可行，在现今的中国社会一定会有巨大的需求，对中国的全民健康事业一定会有很大的促进作用。

　　所以我立即向理查德发出了邀请，希望他能尽快到大连访问，当面交流。

　　2017年12月，理查德借出访韩国之机，顺路来到了大连，并在12日下午在大连医科大学的解剖学教研室做了学术报告。这是他在中国的首场学术报告。

　　谈起肌肉链，谈起螺旋稳定，理查德滔滔不绝，甚至让人难以插话。原定40分钟的报告，理查德一口气讲了2个小时。当讲到康复训练治疗脊柱侧弯的时候，理查德展示了几个案例的照片。这时，专程从深圳飞到大连的著名康复培训师、广东医科大学解剖学教研室的李哲老师情不自禁地鼓起掌来。

　　康复治疗是近年来在国际上备受瞩目和认可的一种治疗手段，国内也开始了这方面的探索。通过康复手法对背痛、脊柱侧弯甚至椎间盘突出进行治疗，是对患者的肌肉进行自身重塑。这不仅避免了过度医疗，减轻了患者的痛苦和经济负担；更重要的是它治本而非治标，是彻底治疗。它可以让患者过上正常的生活，重新走入社会。

　　12日当晚，我们三名主译便和理查德达成共识，会尽快翻译他的作品并在中国出版，推广这项技术。我们确信理查德的理论及康复方法一定会在中国得到广泛的应用，并一定会为中国的全民健康做出巨大贡献。

目　录

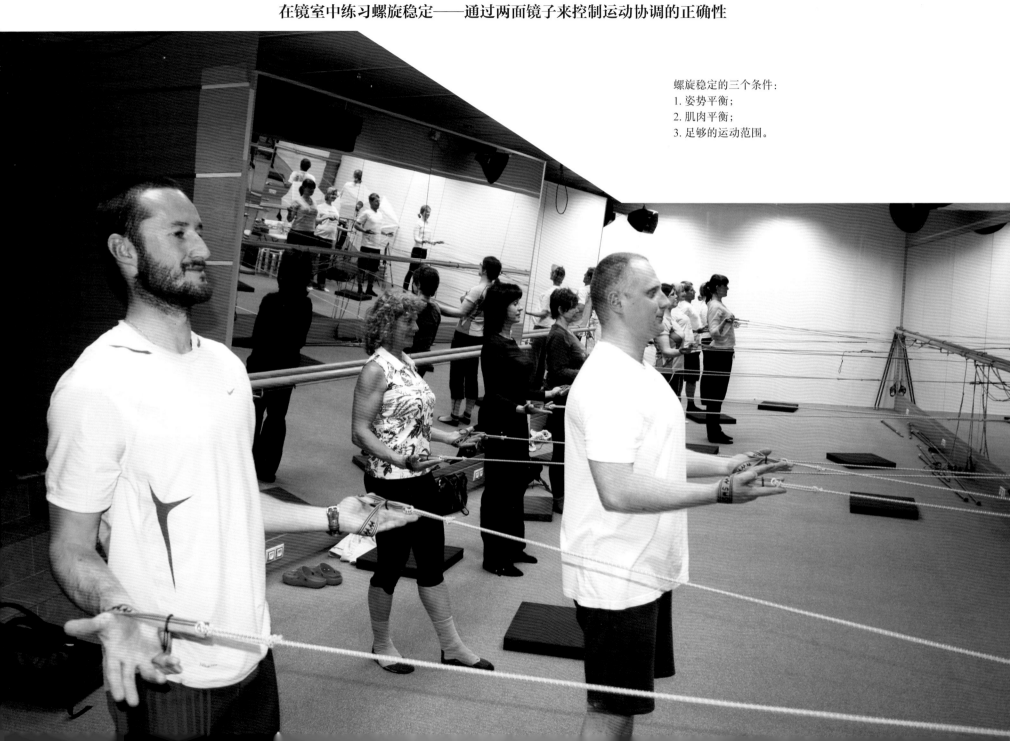

在镜室中练习螺旋稳定——通过两面镜子来控制运动协调的正确性

螺旋稳定的三个条件：
1. 姿势平衡；
2. 肌肉平衡；
3. 足够的运动范围。

螺旋肌肉链运动稳定

serratus anterior（SA）——前锯肌

pectoralis major（PM）——胸大肌

trapezius（TR）——斜方肌

latissimus dorsi（LD）——背阔肌

垂直肌肉链静态稳定

rectus abdominis（RA）——腹直肌

iliopsoas（IP）——髂腰肌

erector spinae（ES）——竖脊肌

quadratus lumborum（QL）——腰方肌

螺旋肌肉链向上牵伸脊柱，
从而使椎间盘再生

螺旋肌肉链的走行方向
与椎间盘纤维环的纤维走行方向相同

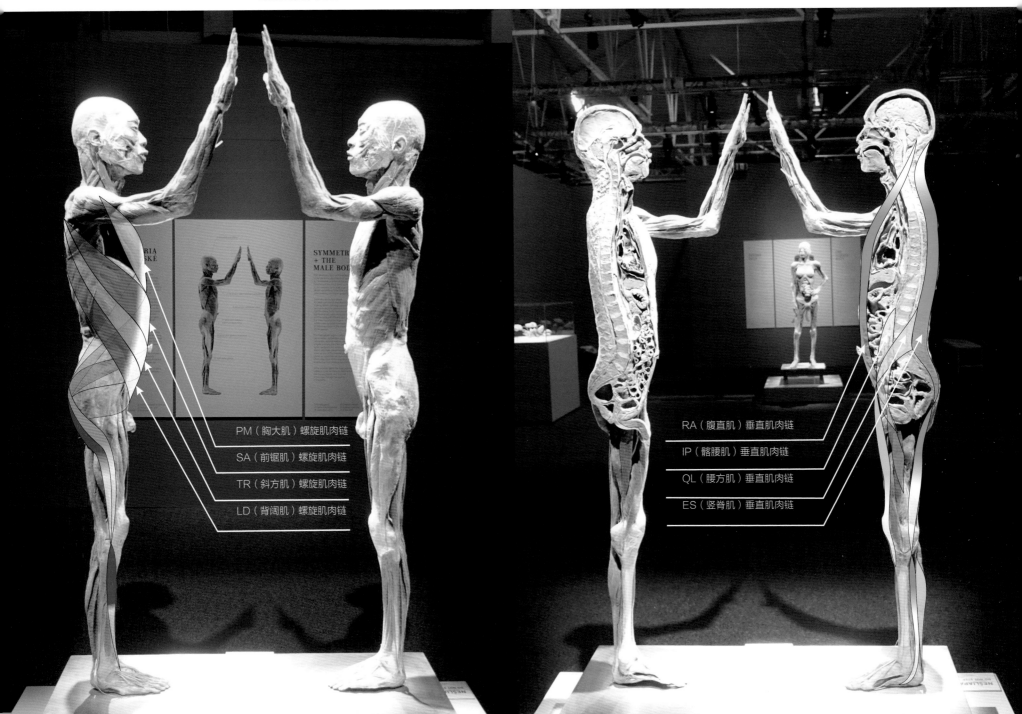

PM（胸大肌）螺旋肌肉链

SA（前锯肌）螺旋肌肉链

TR（斜方肌）螺旋肌肉链

LD（背阔肌）螺旋肌肉链

RA（腹直肌）垂直肌肉链

IP（髂腰肌）垂直肌肉链

QL（腰方肌）垂直肌肉链

ES（竖脊肌）垂直肌肉链

螺旋肌肉链的走行方向与椎间盘纤维环的纤维走行方向相同

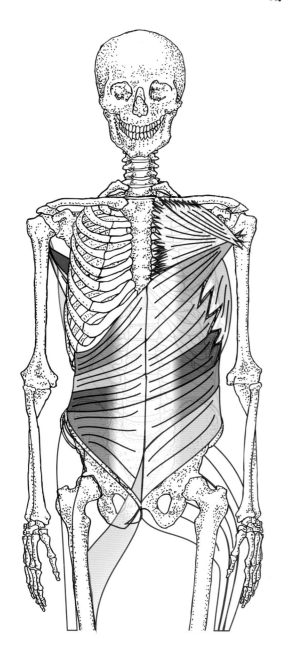

螺旋肌肉链向上牵伸脊柱，使腰围变细

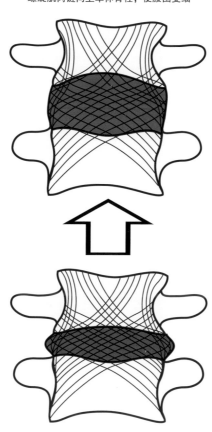

螺旋肌肉链起作用的条件：姿势平衡，肩带、盆带和腰部的肌肉平衡，肩带和盆带肌肉有充分的运动范围（尤其是向后运动）

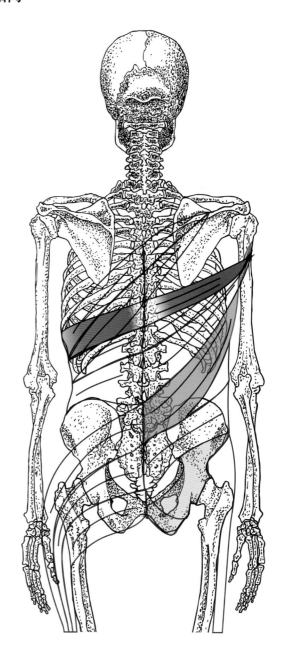

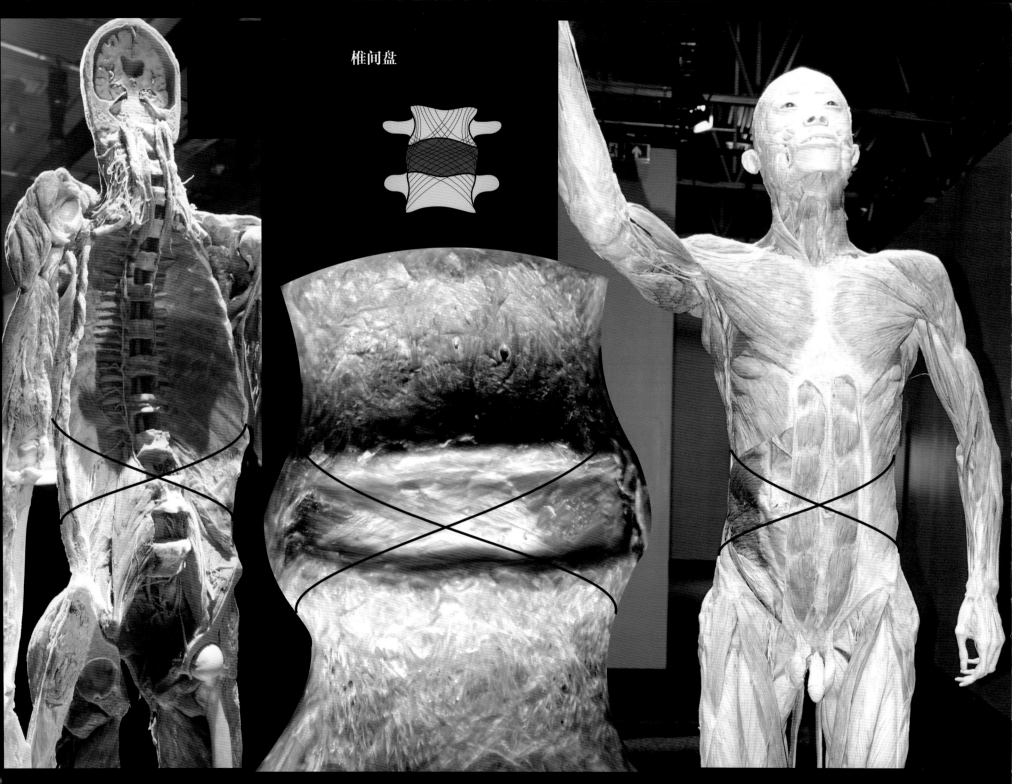

椎间盘

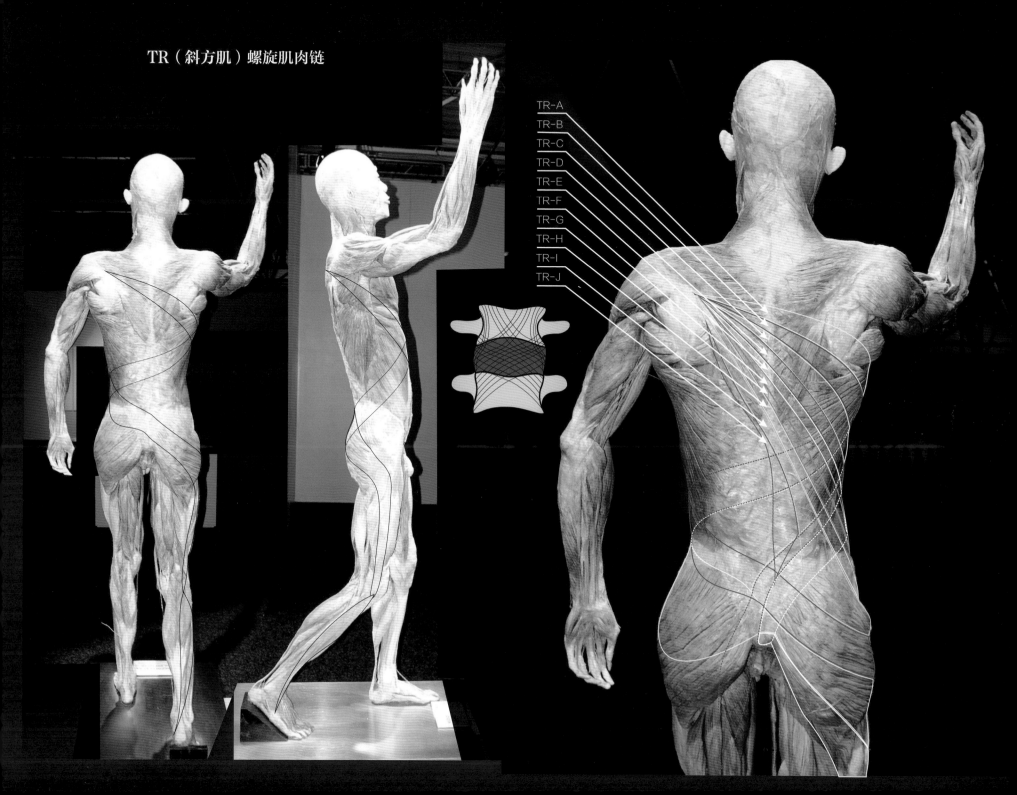

TR（斜方肌）螺旋肌肉链

TR-A
TR-B
TR-C
TR-D
TR-E
TR-F
TR-G
TR-H
TR-I
TR-J

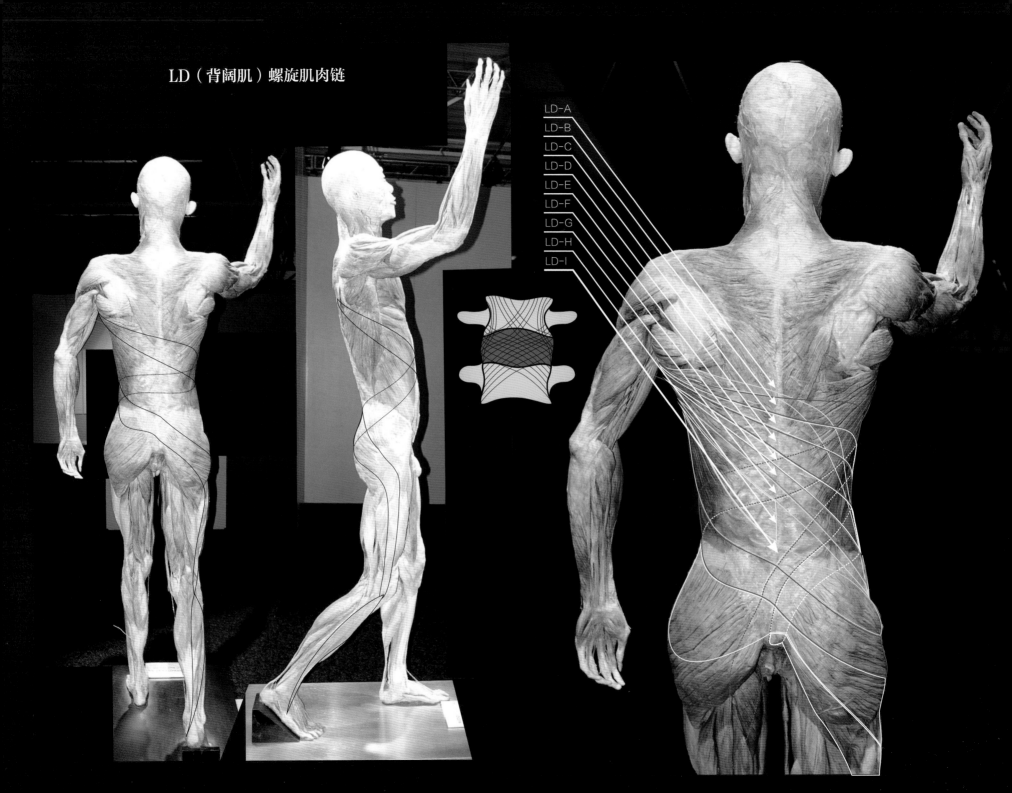

LD（背阔肌）螺旋肌肉链

LD-A
LD-B
LD-C
LD-D
LD-E
LD-F
LD-G
LD-H
LD-I

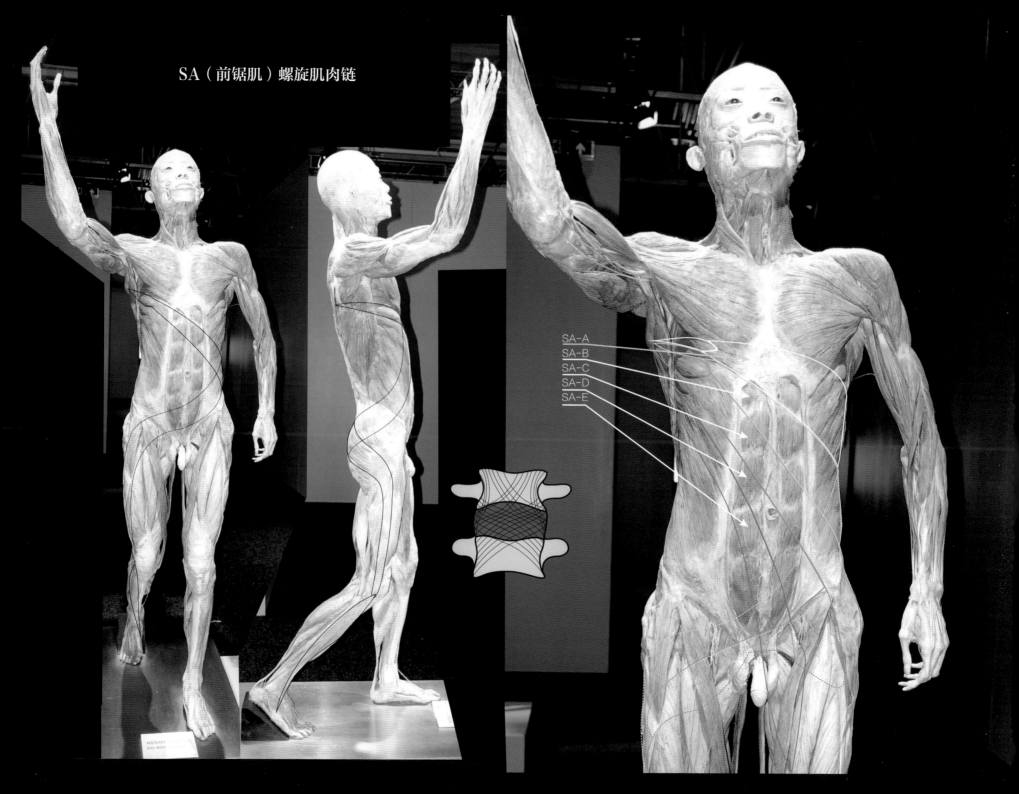

SA（前锯肌）螺旋肌肉链

SA-A
SA-B
SA-C
SA-D
SA-E

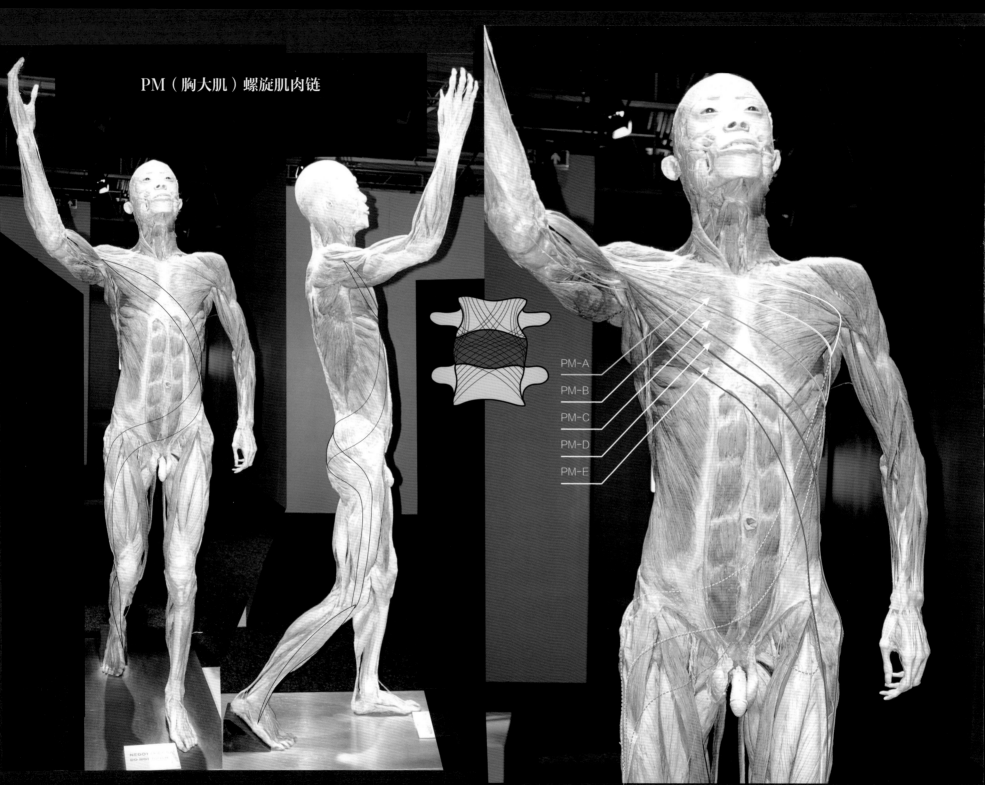

PM（胸大肌）螺旋肌肉链

PM-A
PM-B
PM-C
PM-D
PM-E

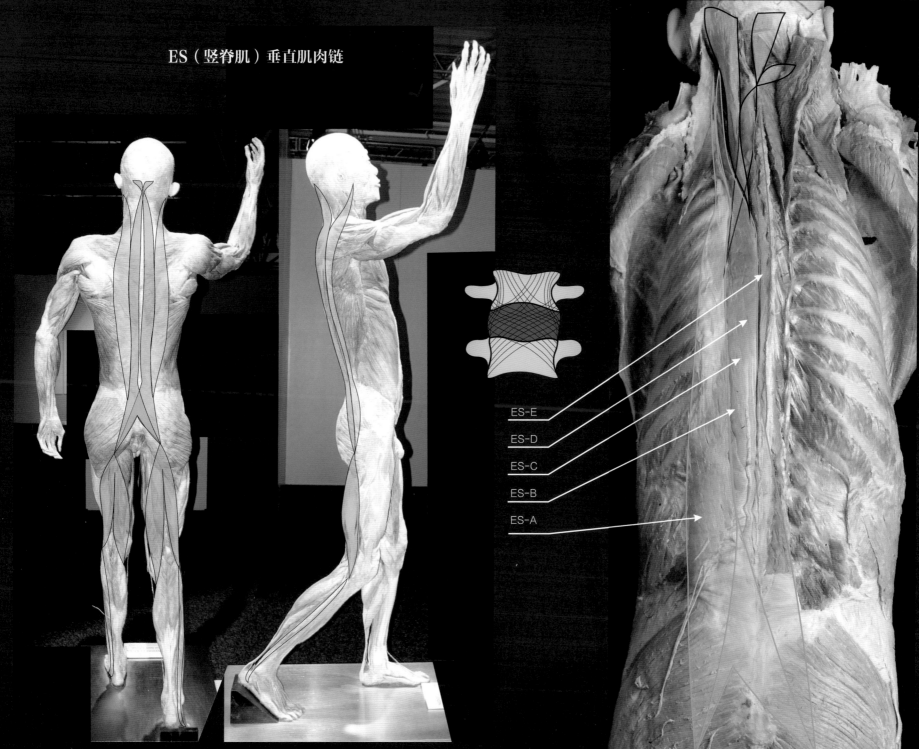

ES（竖脊肌）垂直肌肉链

ES-E

ES-D

ES-C

ES-B

ES-A

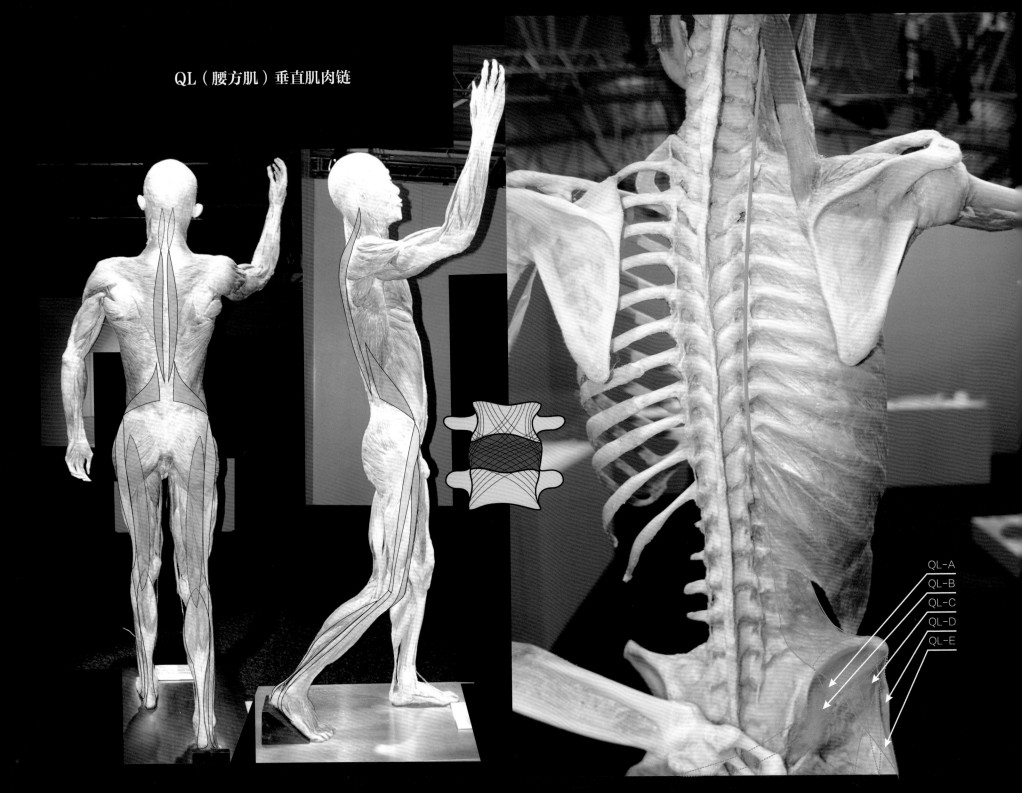

QL（腰方肌）垂直肌肉链

QL-A
QL-B
QL-C
QL-D
QL-E

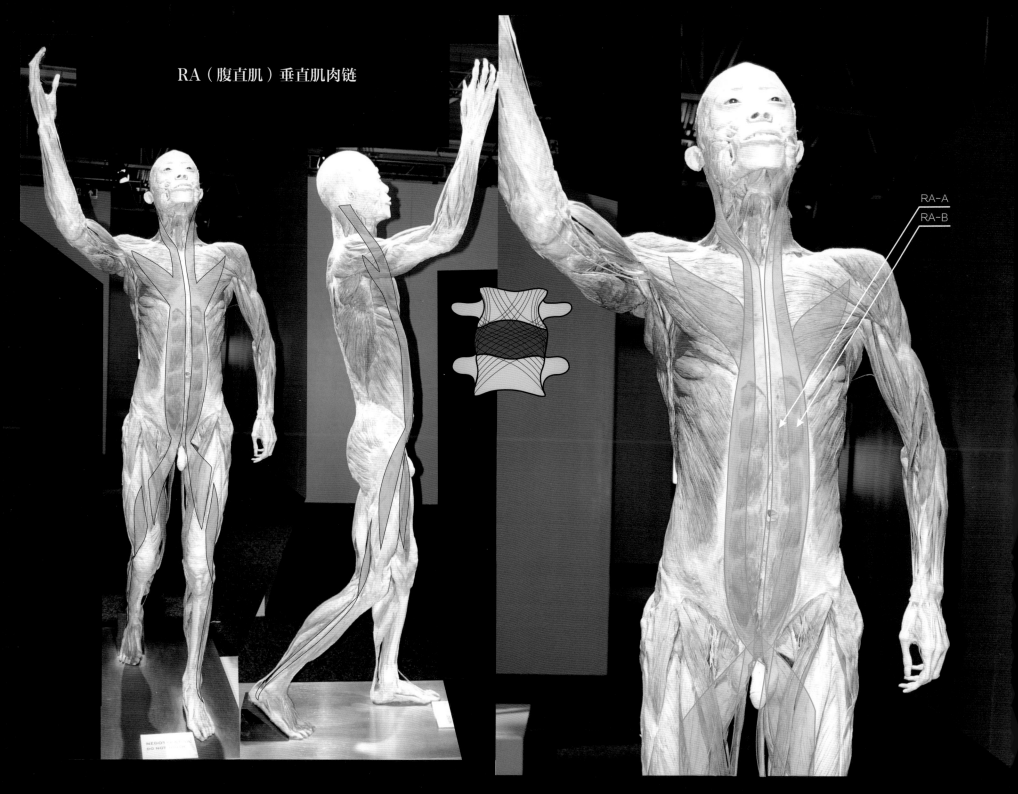

RA（腹直肌）垂直肌肉链

RA-A
RA-B

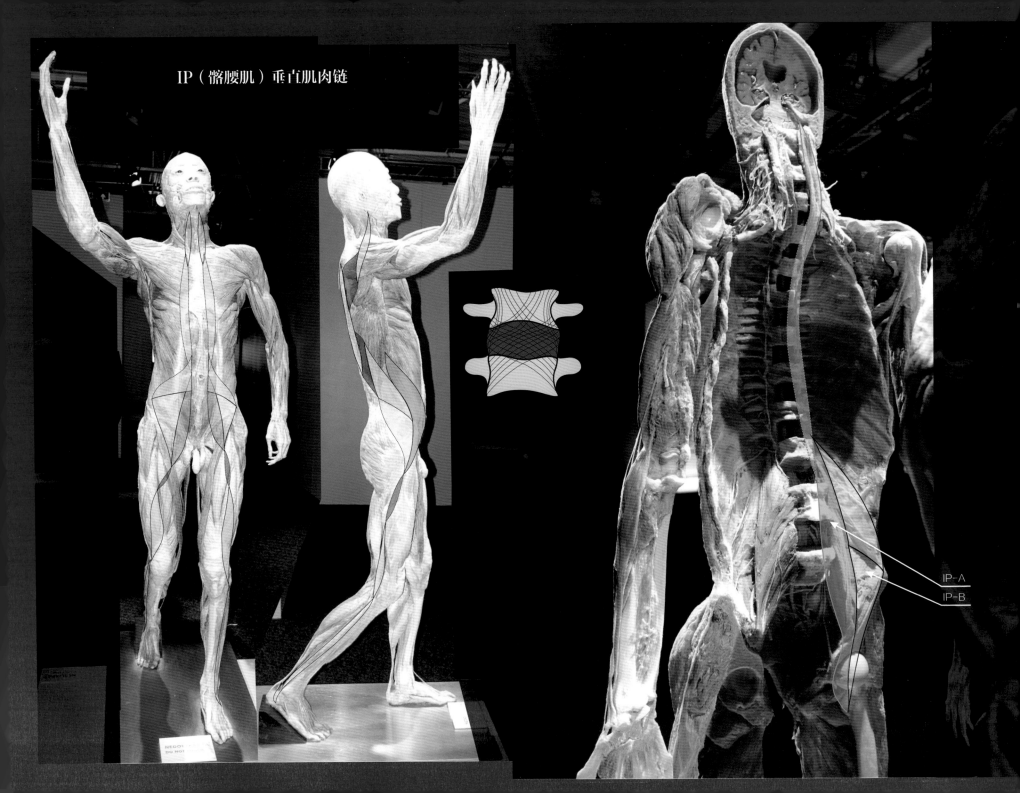

IP（髂腰肌）垂直肌肉链

IP-A
IP-B

健康的步态——协调性

最佳协调步态是螺旋稳定的前提。

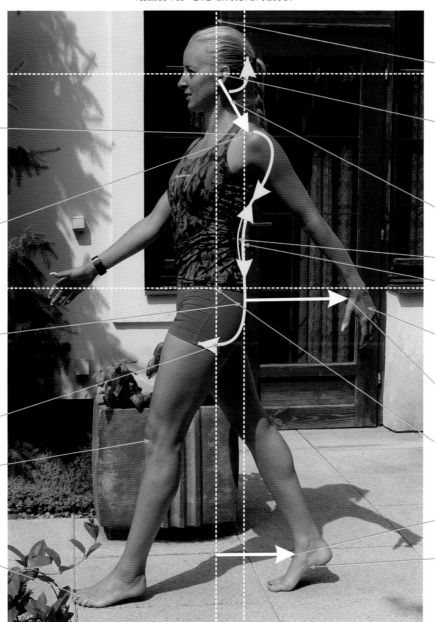

胸部在垂直轴上与骨盆反向旋转
在伸展手臂的一侧，胸部与手臂同时
向后旋转

肩峰相对于外耳向后向下移动
肩峰与外耳之间的距离增大

骨盆在垂直轴上与胸部反向旋转
在伸展腿的一侧（右侧），骨盆与腿
同时向后旋转

骨盆下部旋转，伴随臀部向前推
两侧髋关节在水平轴上旋转。在弯曲
腿的一侧（左侧），骨盆下部与腿同
时向前旋转

前腿的膝盖伸展

**最先接触到地面的是足的小足趾侧，
然后是大拇趾，最后是足跟**

体轴
外耳和大转子连接线

头部平衡姿势
眼睛和外耳在同一水平，头后部接触身
体后轴

颈椎伸展
在手臂向后运动时，外耳和肩峰之间的
距离必须加长。测量外耳到肩峰前面的
距离

腰椎前凸
在腿部伸展时腰椎前凸最多，为2.5cm

腰椎伸展

手臂向外旋转
手臂和手外旋，同时拇指外旋

肩带伸展
胸部、肩胛骨和手臂相互协调运动，手
臂向后至少30cm

骨盆平衡姿势
髂前上棘和髂后上棘呈水平位

盆带伸展
腰部、骨盆和腿部相互协调运动，腿向
后至少30cm

足向前移动
足外旋是一个基本的错误

健康的步态——稳定性

健康的步态是由螺旋肌肉链稳定的。肩胛骨和手臂的运动激活螺旋肌肉链。

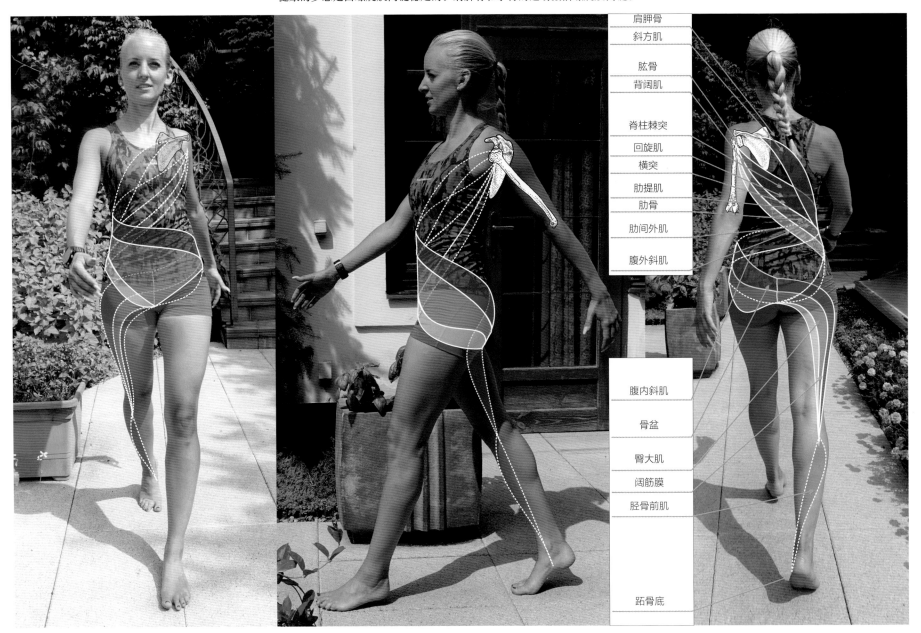

肩胛骨
斜方肌
肱骨
背阔肌
脊柱棘突
回旋肌
横突
肋提肌
肋骨
肋间外肌
腹外斜肌

腹内斜肌
骨盆
臀大肌
阔筋膜
胫骨前肌

跖骨底

健康的步态——行走时的脊柱反应

在行走过程中，脊柱形成两条功能性S曲线。胸椎跟随肩胛骨和手臂运动，腰椎跟随骨盆和腿运动。

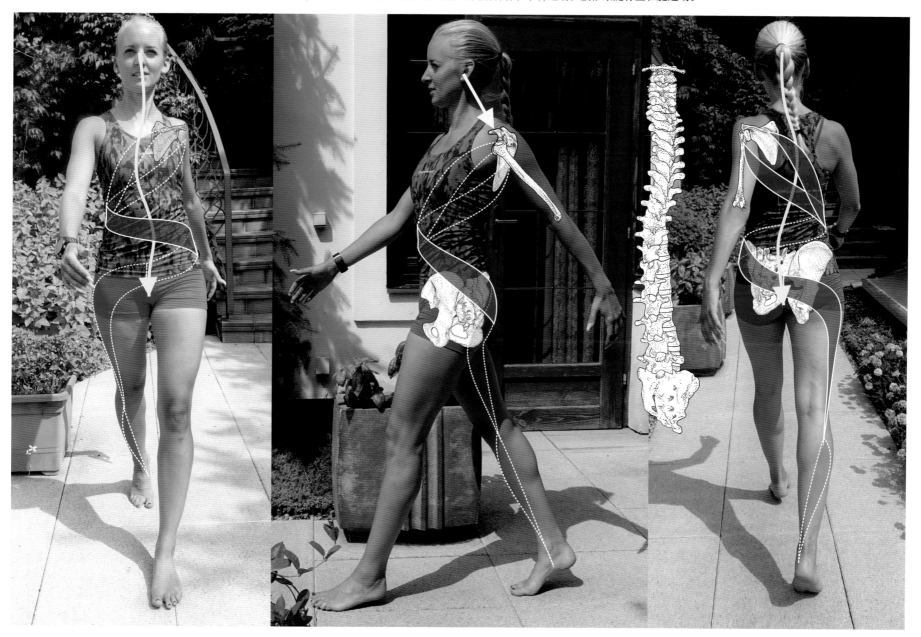

肌肉平衡——肩带、盆带和躯干的平衡

肌肉平衡是建立螺旋稳定的前提条件，肌肉失平衡会阻止螺旋肌肉链被激活。协同肌之间交互抑制。

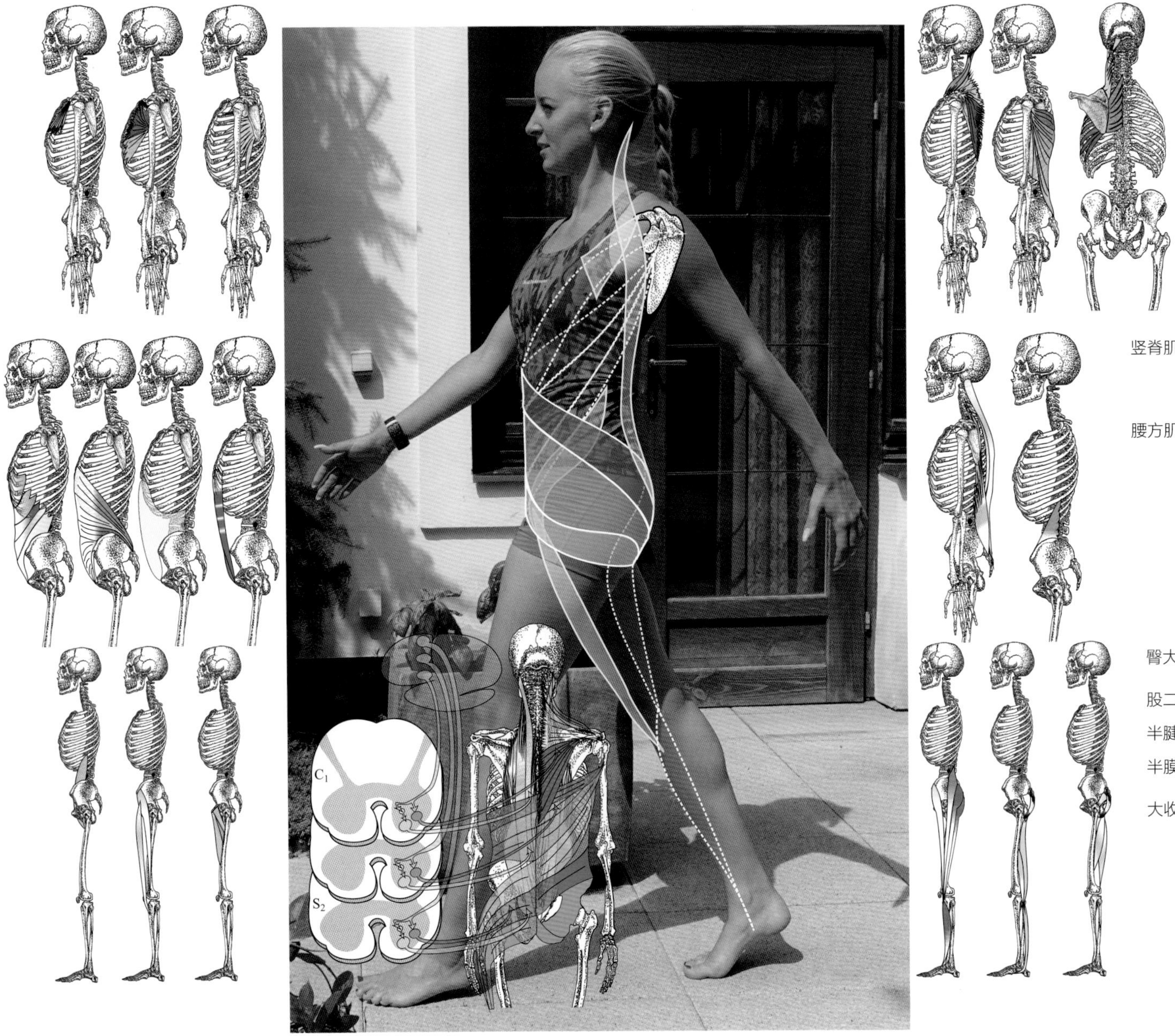

胸小肌
胸大肌
前锯肌

腹外斜肌

腹内斜肌

腹横肌

腹直肌

腰大肌
腰小肌

髂肌

股直肌
阔筋膜张肌

耻骨肌
短收肌
长收肌

斜方肌
背阔肌
小菱形肌
大菱形肌

竖脊肌

腰方肌

臀大肌
股二头肌
半腱肌
半膜肌
大收肌

C_1

S_2

肌电图——激活TR-C肌肉链，交互抑制ES肌肉链

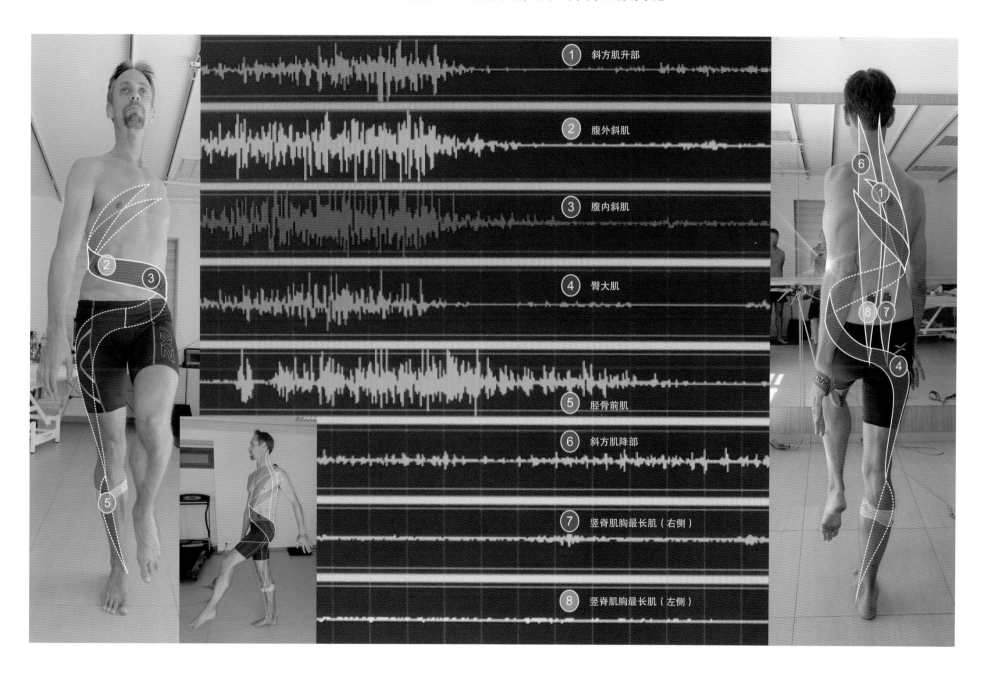

编号	肌肉
①	斜方肌升部
②	腹外斜肌
③	腹内斜肌
④	臀大肌
⑤	胫骨前肌
⑥	斜方肌降部
⑦	竖脊肌胸最长肌（右侧）
⑧	竖脊肌胸最长肌（左侧）

螺旋稳定训练

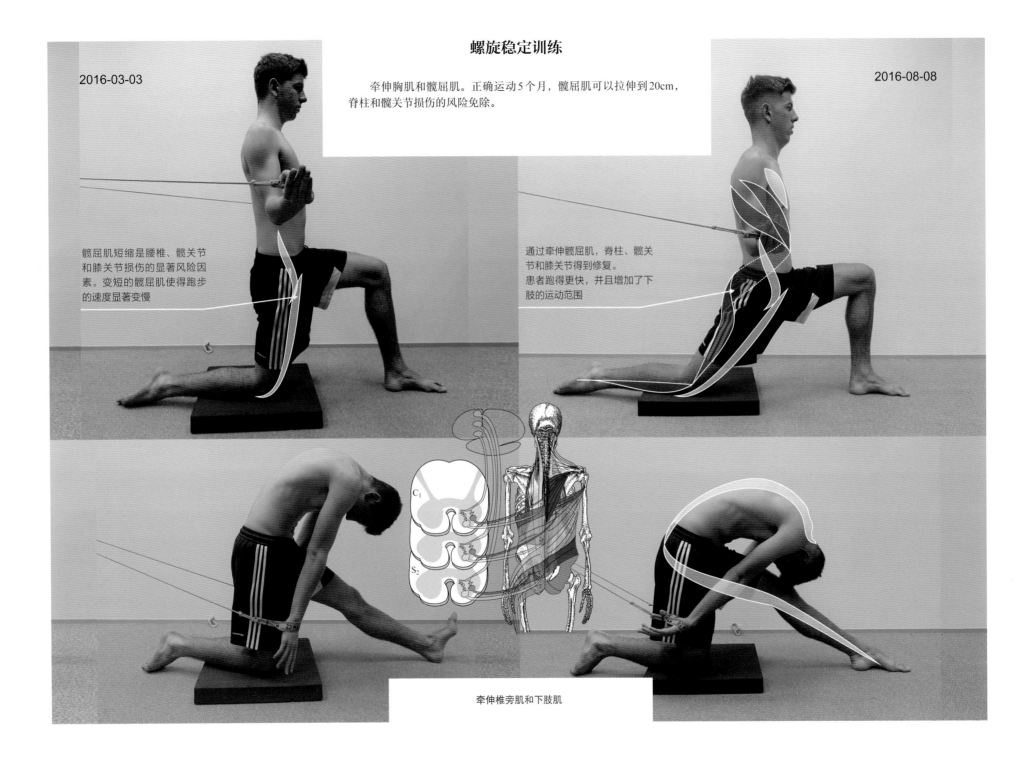

2016-03-03

牵伸胸肌和髋屈肌。正确运动5个月，髋屈肌可以拉伸到20cm，脊柱和髋关节损伤的风险免除。

2016-08-08

髋屈肌短缩是腰椎、髋关节和膝关节损伤的显著风险因素。变短的髋屈肌使得跑步的速度显著变慢

通过牵伸髋屈肌，脊柱、髋关节和膝关节得到修复。
患者跑得更快，并且增加了下肢的运动范围

牵伸椎旁肌和下肢肌

螺旋稳定训练可以向上牵伸躯干和脊柱

手臂和肩胛骨向下方运动，通过斜方肌和背阔肌肌肉链激活腹部斜肌和腹横肌，产生牵引力。

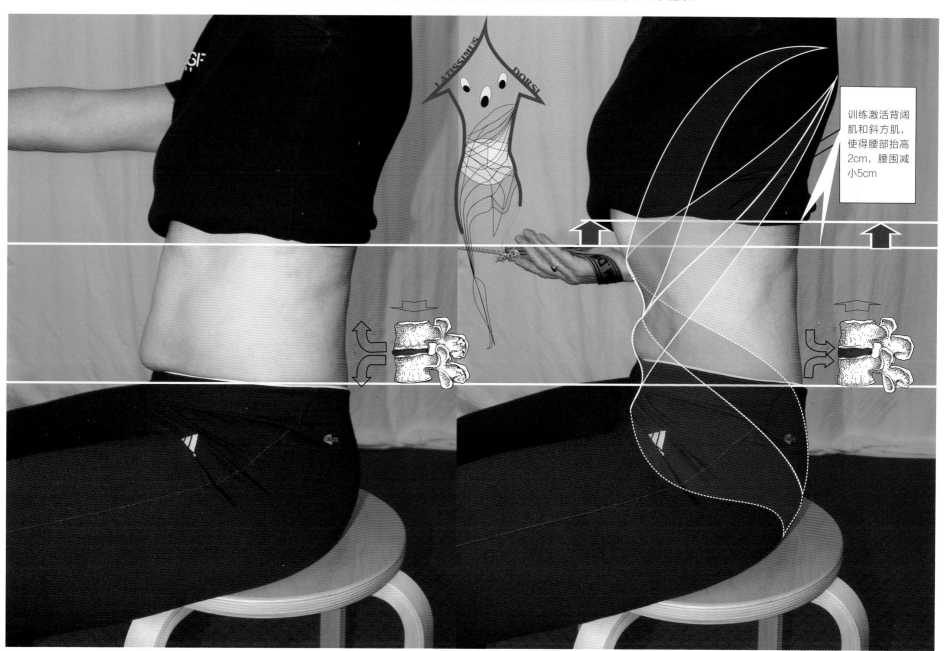

训练激活背阔肌和斜方肌，使得腰部抬高2cm，腰围减小5cm

螺旋稳定训练可以向上牵伸躯干和脊柱

手臂和肩胛骨向前下方运动，通过前锯肌肌肉链激活腹部斜肌和腹横肌，产生牵引力。

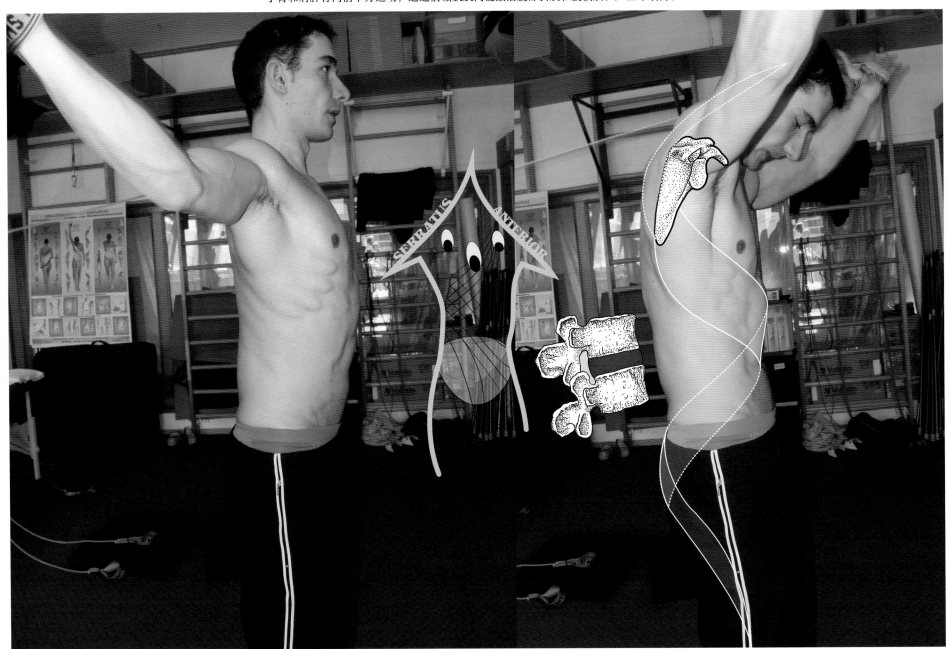

螺旋稳定训练是高效的主动牵伸训练

主动螺旋稳定了身体的中心，同时使四肢更具活动能力。训练效果是基于这样的事实：首先通过交互抑制减弱伸肌，然后将其伸展。该训练为曾获得6届德国健美操冠军的Janka Daubner开辟了一条继续通往胜利的道路，并强化了她的健康。

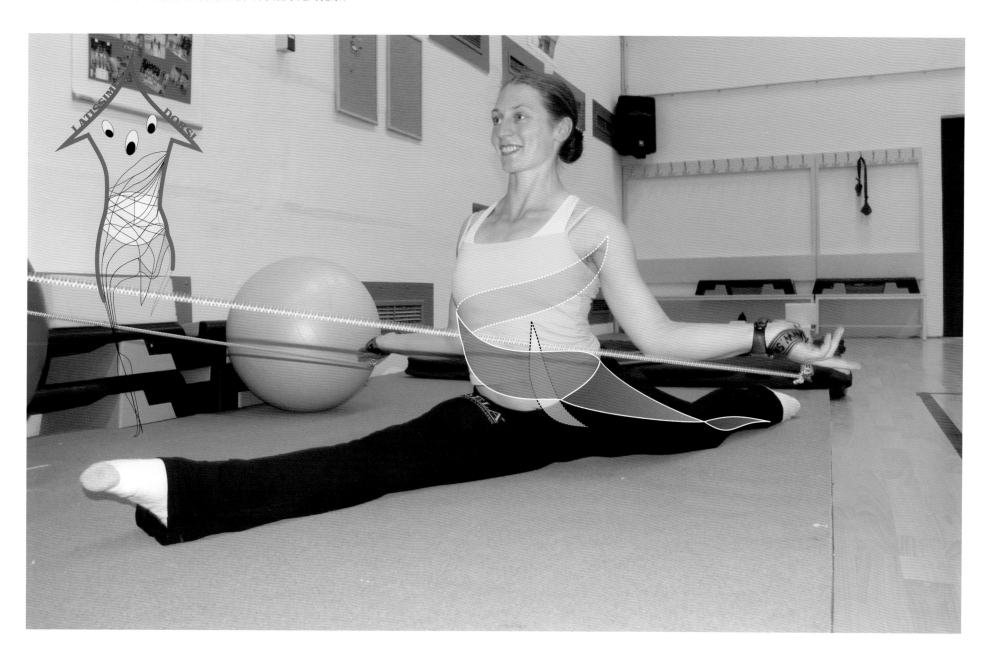

螺旋稳定训练会在不稳定的姿势下迅速增加螺旋肌肉的收缩

运动中的快速稳定可以有效地防止脊柱负担过重，同时是提高身体活动能力的方法。螺旋稳定训练成为德国国家健美操队的体能训练方式和运动预防手段的原因正在于此。

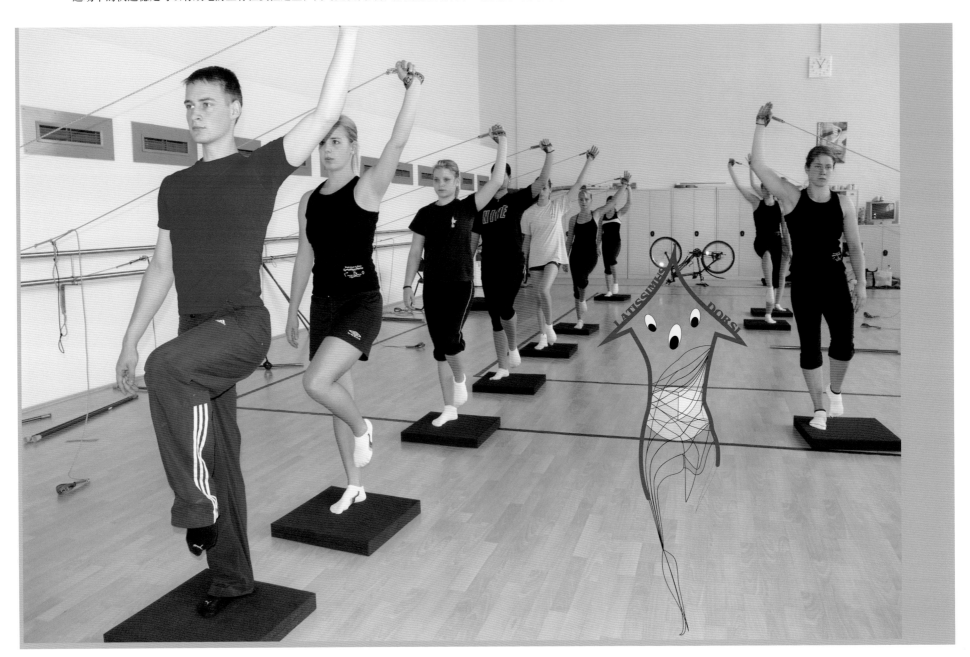

顶级运动员进行螺旋稳定训练

图示为Fabien Lefevre和Tony Estanguet，他们均为水上项目世界冠军、奥运会冠军。

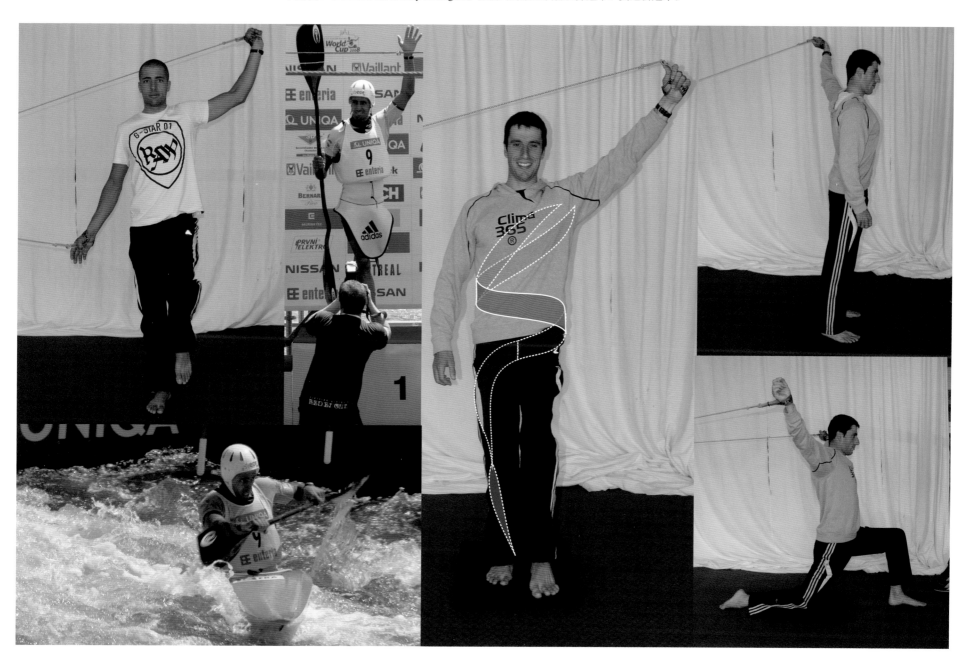

当仰卧位训练时，垂直肌肉链被激活，肌肉淀粉酶出现。当进行螺旋稳定训练时，腹壁肌肉斜行束紧，腰围减小。

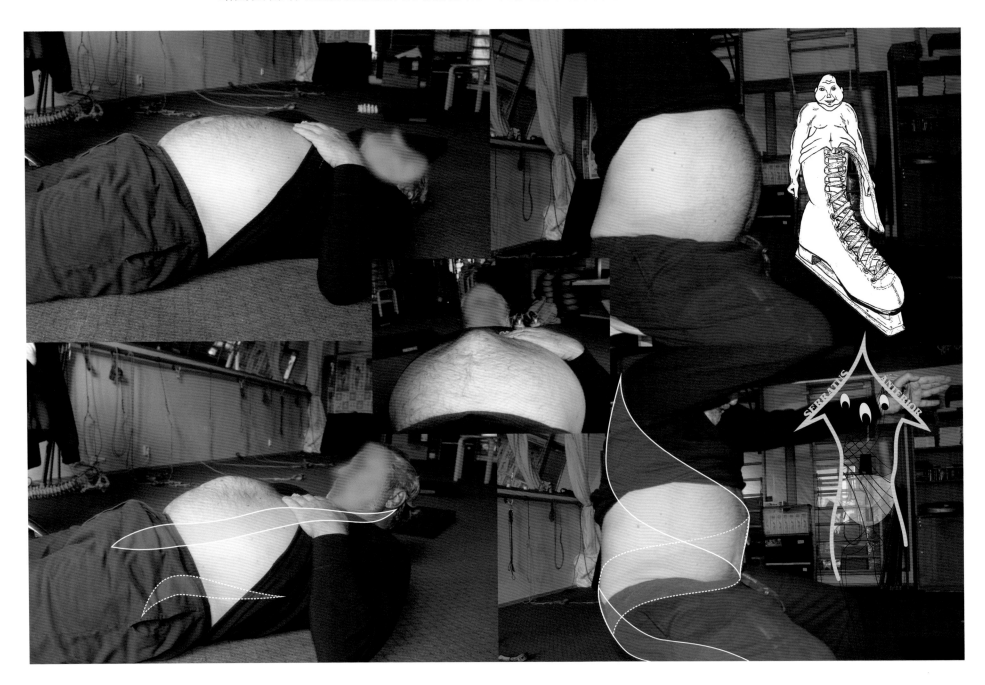

螺旋稳定训练是任何年龄都适用的一种高效治疗脊柱侧弯的方法。

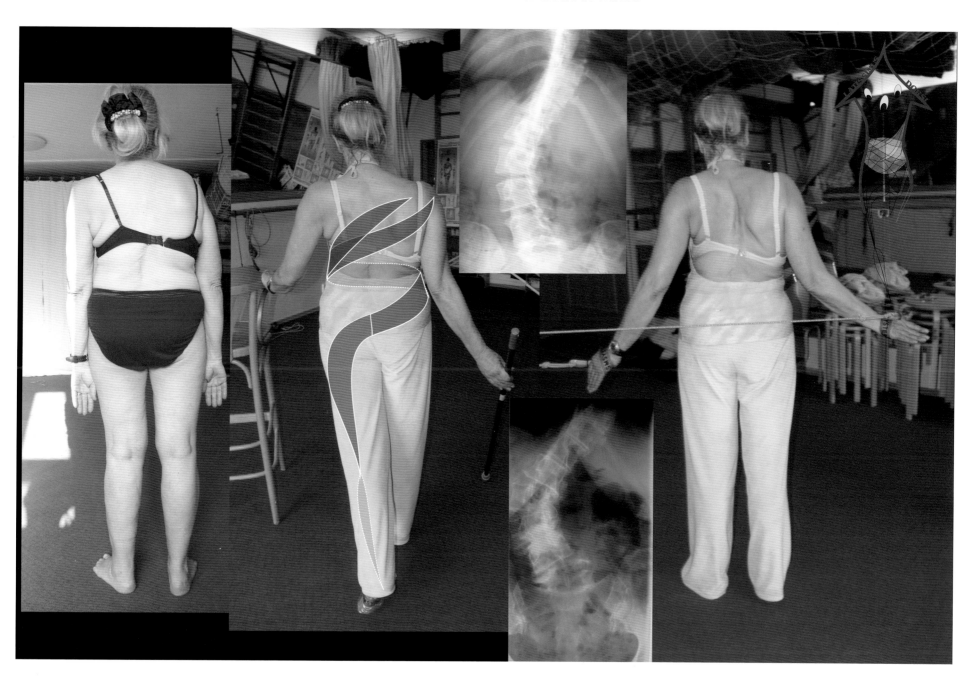

通过螺旋稳定训练，可以获得稳定的步态。

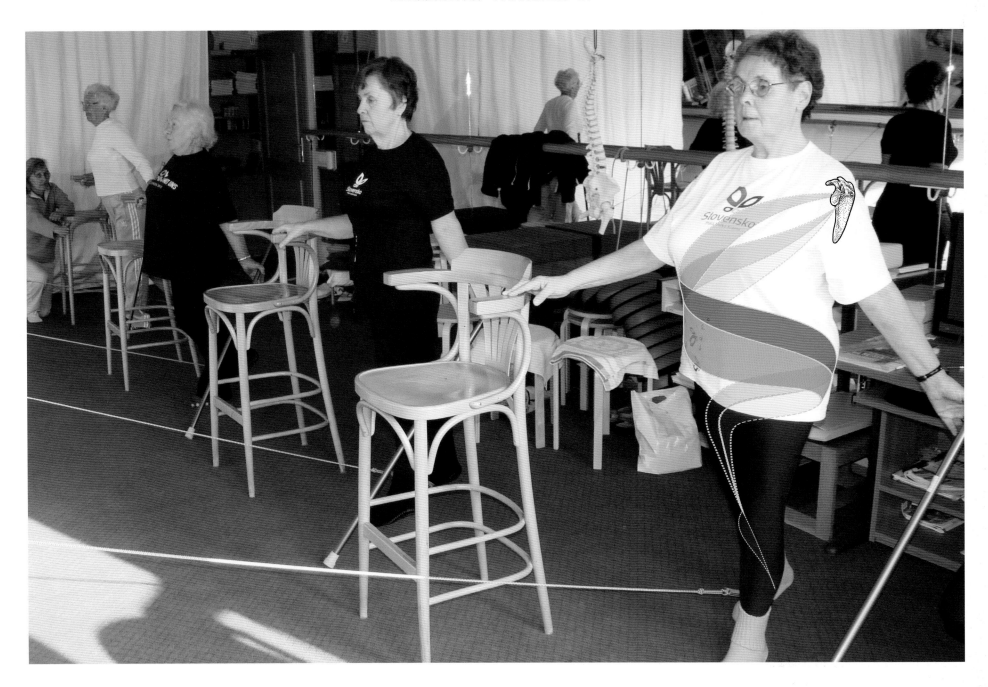

久坐不动会导致严重的肌肉失衡，这是造成椎间盘突出和脊柱侧弯的原因。

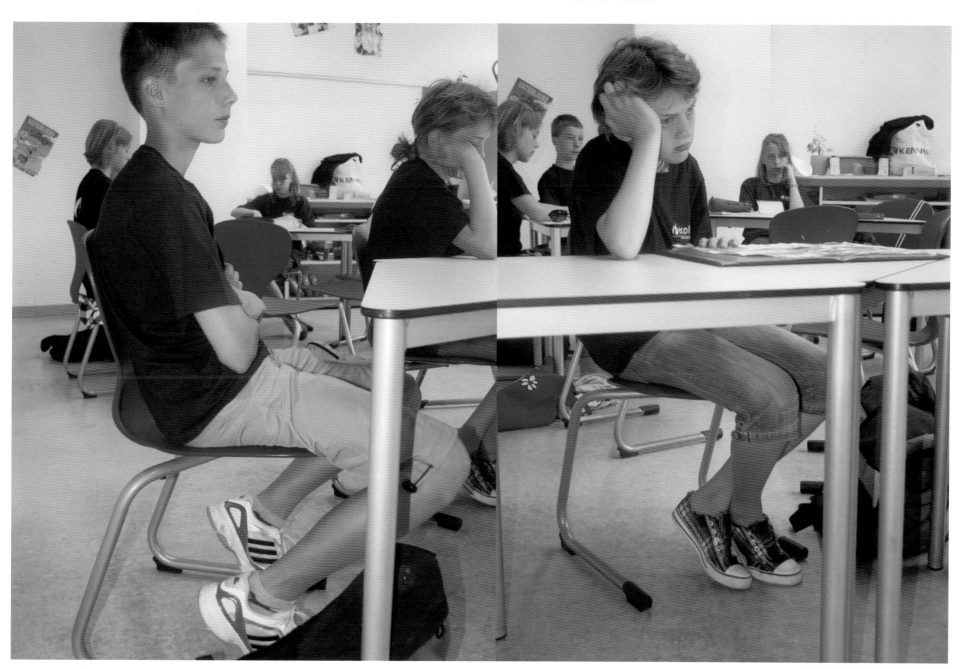

螺旋稳定训练可以预防：姿势不良，脊柱侧弯，肌肉平衡失调，行走、跑步不协调，久坐造成的脊柱和大关节退变。

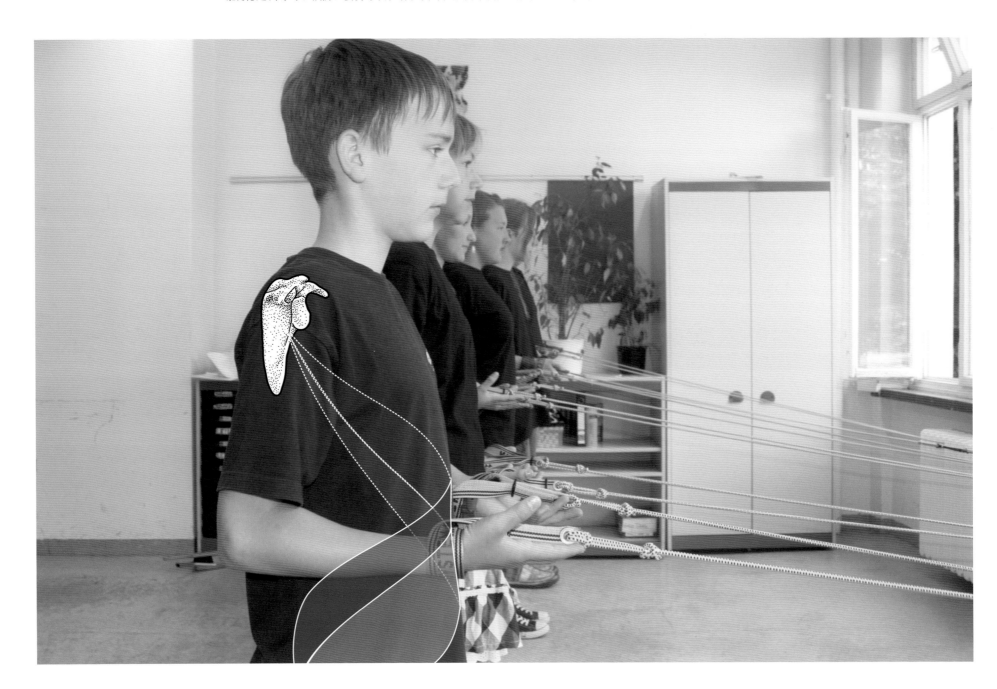

第一章
螺旋稳定训练的基础理论

引言

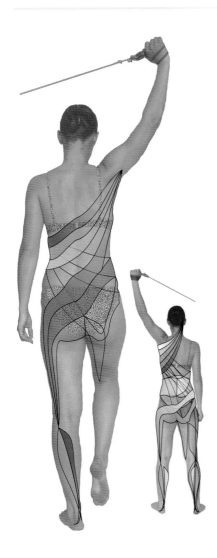

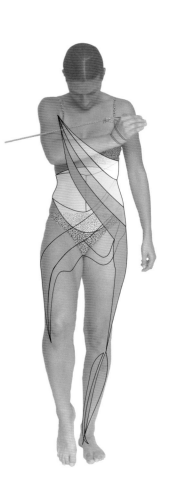

在科技领域，研究人员创造出各项发明。在人类运动系统领域，大自然发明了一切，我们能做的只有钦佩并尝试理解它。运动系统只能通过自然本身来治愈，因此我们必须尊重和遵守自然规律。在尊重自然规律的同时，我们也提供积极的支持，为治疗的顺利进行创造条件。我注意到，治疗失败往往是由于治疗环境中缺少积极的条件，治疗又只是简单地注重快速修复。

我们对人体的认知永无止境，我希望向大家介绍我的想法。当然，这些想法不是完全正确的，需要持续改进。我仔细地思考了如何向大家介绍我的想法。我认为最好的方式就是简明扼要地表达我的见解，不表述我不确定的、犹豫的观点或对其他方法的考虑，所以这本书的内容似乎像教条或口述。我为这种表达方式向读者表示歉意，但我相信，这是唯一一种能够直截了当地阐明我的观点的方法。实际上，我每天都会犹豫、重新审视我的想法，并努力寻找最佳的表达。每个人都是独一无二的，必须个体化对待，才能得到最好的治疗方案，不能一概而论。我们学习的方法越多，对患者的情况做出正确反应的可能性就越大。在这本书中，我将为你提供一种可以与你学习的其他方法并存的方法。这本书记录了目前我对医学真理的认知，但我非常清楚，医学正在迅速发展，所以医学真理是相对的，它依赖于现有的认知水平。

这本书的主题是在运动期间肌肉进行的工作。肌肉协同工作，形成肌肉链。肌肉链能被观察到，并具有规律性，其规律可以在特定的情况下重复出现。我将尽量为你提供以下主题的一些基本信息：

◎ 肌肉链解剖
◎ 肌肉链形成的基本条件
◎ 肌肉链功能
◎ 肌肉链功能的检查
◎ 肌肉链功能紊乱
◎ 肌肉链功能紊乱的检查
◎ 通过训练强化肌肉链
◎ 通过训练放松和牵伸肌肉链
◎ 肌肉链对脊柱、椎间盘和关节的影响
◎ 肌肉链对主要关节（肩关节、髋关节、踝关节、足关节）的影响
◎ 通过激活和放松肌肉链治疗、再生和预防脊柱疾病
◎ 运动系统功能对内脏器官功能的影响

我们尊重人体的解剖构造和运动的自然规律

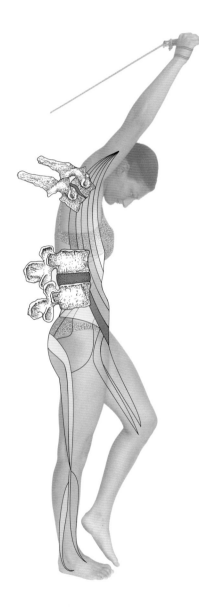

我们眼中的螺旋稳定

在进化的过程中，人类进化出一种能在日常活动中维持身体稳定的肌肉束带。影响运动系统形成的主要身体活动是行走、跑步和在直立姿势下进行的大量手臂运动。不幸的是，在过去的几十年里，久坐的生活方式对姿势产生了影响，因此，身体对运动系统的要求也在不断变化。人类正在失去适当的自然运动，取而代之的是静态久坐。在这本书中，我们会提供方法，这些方法能快速地弥补失去的自然运动，恢复丧失的肌肉协调性，并为保持正确的姿势提供支持。大多数训练会帮助脊柱逐渐归位到中轴线上，并出现向上牵伸的趋势。这将引起脊柱伸展（减轻脊柱阻塞），使运动均衡分布到各个脊柱节段和主要关节上。通过运动的均衡分布，可以防止节段之间过渡区域的关节磨损。如果训练得当，稳定运动的肌肉链就能使脊柱尽量均衡并向上伸展。

患者将用弹力绳进行训练。弹力绳允许在递增的低阻力条件下进行伸展运动，从而激活起稳定作用的肌肉链。我们认为弹力绳可以激活螺旋肌肉链的肌纤维。在自然放松的情况下，用弹力绳训练可以起到强化和牵伸肌肉的作用。它的效果使患者有机会在10分钟内强化和牵伸所有重要的肌肉群。我们希望开发一个训练项目，方便背痛患者掌握并执行。当然，我们也希望普通人进行训练，以此避免背痛的伤害。

螺旋稳定训练最重要的优点是借助肌肉链增加身体向上的力量，从而减轻椎间盘和关节的压力，并为其提供营养、促进再生和治疗病痛；同时，螺旋肌肉链有助于产生最佳的脊柱运动状态。

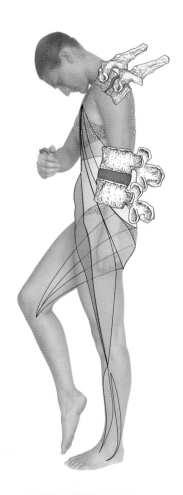

螺旋稳定训练的发展

运动螺旋稳定

　　我们信赖的螺旋稳定训练具有40年的发展历史，对颈胸腰痛、急性椎间盘脱垂和脊柱侧弯具有35年的临床治疗经验。许多专业运动员都在进行螺旋稳定训练，目的是提高他们的运动成绩、防止脊柱和主要关节在运动时变形和退变。这项训练在预防和治疗与主要关节（髋关节、膝关节、肩关节、足关节和足底）有关的疾病方面也起着重要作用。我们很高兴地看到，近年来人们越来越重视螺旋稳定训练，它已成为许多健身俱乐部的常规项目。螺旋稳定训练为患者回归高质量的生活，甚至回到运动场提供了正确路径。

　　螺旋稳定训练唯一的不便之处，就是每天必须锻炼10分钟！

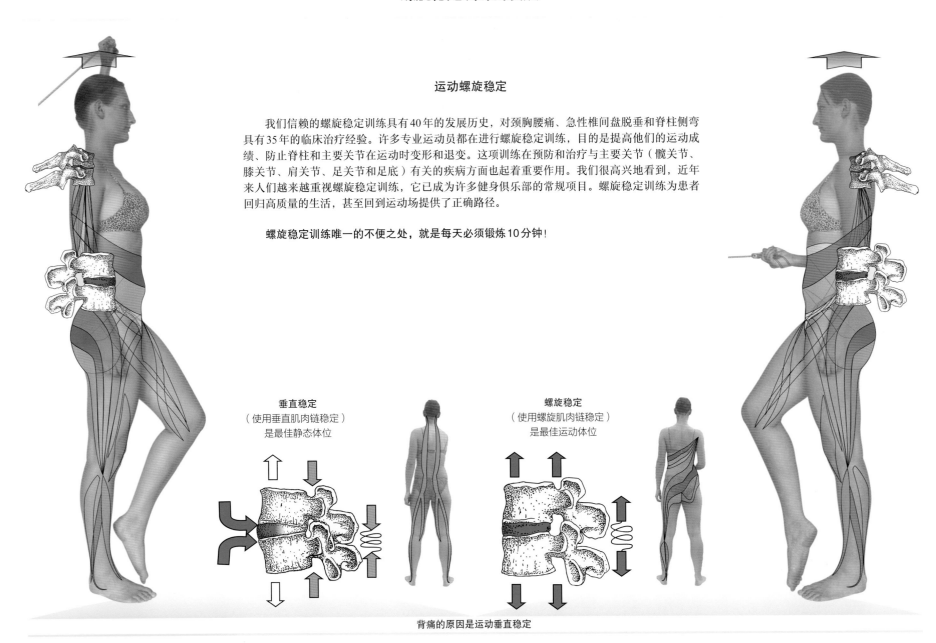

垂直稳定
（使用垂直肌肉链稳定）
是最佳静态体位

螺旋稳定
（使用螺旋肌肉链稳定）
是最佳运动体位

背痛的原因是运动垂直稳定

螺旋肌肉链和垂直肌肉链——对脊柱的不同作用

螺旋肌肉链可以稳定运动、收缩臀部、产生向上的力——牵引力。

螺旋肌肉链产生向上的牵引力，垂直肌肉链产生有害的向下的力量。

患者利用牵引力：
◎ 治疗功能性和结构性脊柱疾病；
◎ 防止脊柱变形和退变；
◎ 重建变形的脊柱；
◎ 在运动时获得最佳的效果。

垂直肌肉链	外侧稳定链	肌肉链激活 腹横肌	实际的肌肉链	螺旋肌肉链
通过将椎骨挤压到一起 来稳定静态体位	从双侧稳定运动	收腹并向上 伸展身体	收腹并向上 伸展身体	以复杂的方式 稳定运动

螺旋肌肉链产生向上的力来伸展脊柱——牵引力

背痛的主要原因——运动垂直稳定

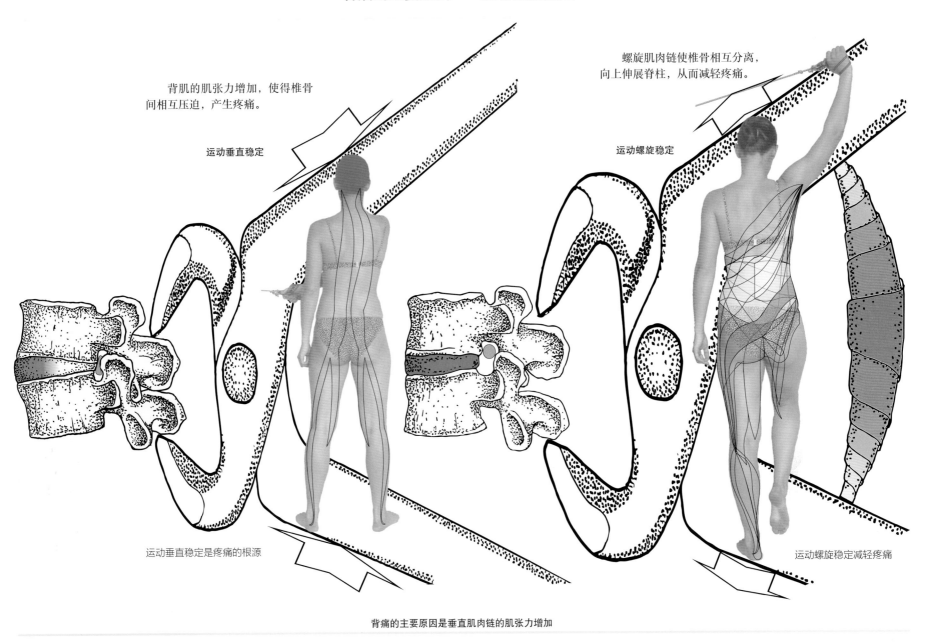

背肌的肌张力增加，使得椎骨间相互压迫，产生疼痛。

运动垂直稳定

运动垂直稳定是疼痛的根源

螺旋肌肉链使椎骨相互分离，向上伸展脊柱，从而减轻疼痛。

运动螺旋稳定

运动螺旋稳定减轻疼痛

背痛的主要原因是垂直肌肉链的肌张力增加

背痛的局部原因——机械性

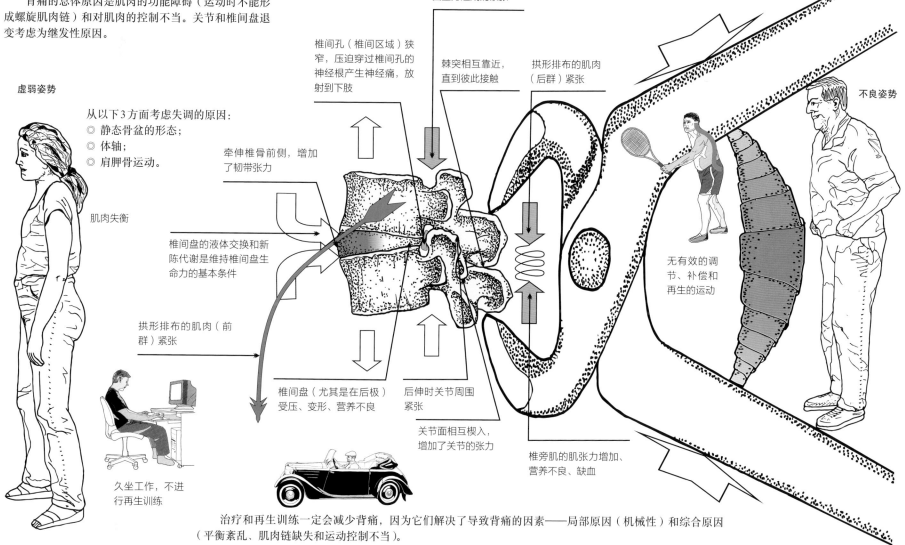

背痛的总体原因

背痛的总体原因是肌肉的功能障碍（运动时不能形成螺旋肌肉链）和对肌肉的控制不当。关节和椎间盘退变考虑为继发性原因。

虚弱姿势

肌肉失衡

从以下3方面考虑失调的原因：
◎ 静态骨盆的形态；
◎ 体轴；
◎ 肩胛骨运动。

牵伸椎骨前侧，增加了韧带张力

椎间盘的液体交换和新陈代谢是维持椎间盘生命力的基本条件

拱形排布的肌肉（前群）紧张

久坐工作，不进行再生训练

椎间盘（尤其是在后极）受压、变形、营养不良

后伸时关节周围紧张

关节面相互楔入，增加了关节的张力

椎旁肌的肌张力增加、营养不良、缺血

因重力造成的紧张

椎间孔（椎间区域）狭窄，压迫穿过椎间孔的神经根产生神经痛，放射到下肢

棘突相互靠近，直到彼此接触

拱形排布的肌肉（后群）紧张

无有效的调节、补偿和再生的运动

不良姿势

治疗和再生训练一定会减少背痛，因为它们解决了导致背痛的因素——局部原因（机械性）和综合原因（平衡紊乱、肌肉链缺失和运动控制不当）。

治疗是复杂的，必须考虑肌肉、关节和运动控制

背痛的综合原因——螺旋肌肉链功能丧失

治疗背痛就要激活螺旋肌肉链，螺旋稳定训练可以同时解决背痛的局部原因和综合原因。

螺旋作用不正确，会引发机械性因素——变形和疼痛。

为了正确发挥螺旋作用，患者要确保：
◎ 姿势平衡；
◎ 肩带、盆带和躯干的肌肉平衡；
◎ 肩胛骨和上肢的最佳运动。

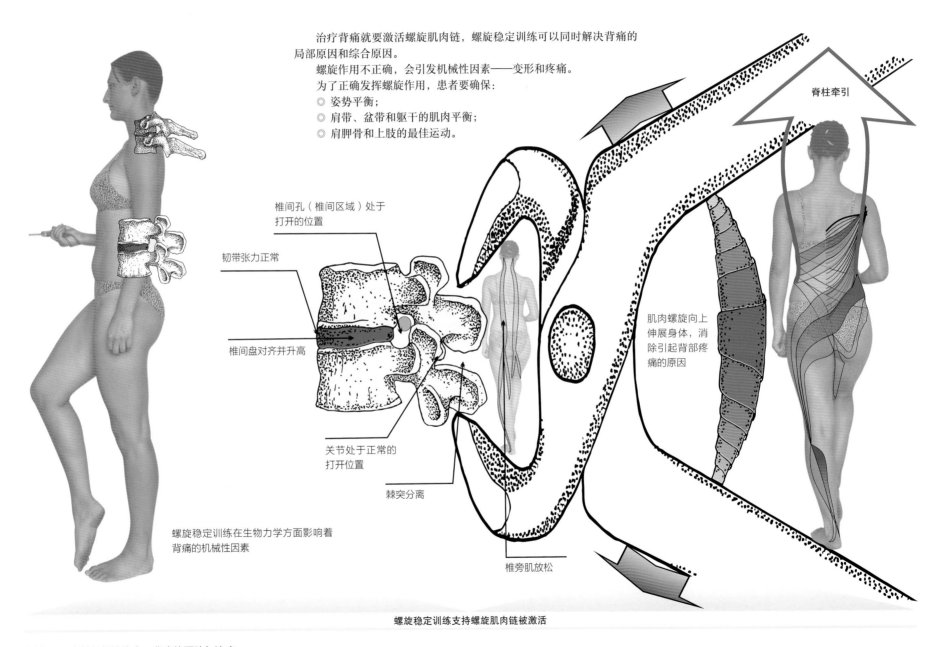

脊柱牵引

椎间孔（椎间区域）处于打开的位置

韧带张力正常

椎间盘对齐并升高

肌肉螺旋向上伸展身体，消除引起背部疼痛的原因

关节处于正常的打开位置

棘突分离

椎旁肌放松

螺旋稳定训练在生物力学方面影响着背痛的机械性因素

螺旋稳定训练支持螺旋肌肉链被激活

螺旋稳定训练的基本原则

螺旋稳定训练由3个重要内容组成：
1. 运动 ——最佳的协调性。
2. 肌肉 ——肌肉链为下行螺旋的形态，即螺旋稳定。
3. 脊柱 ——与垂直轴对齐，向中心集中；整个脊柱向上牵伸，椎间盘升高，椎间关节扩大。

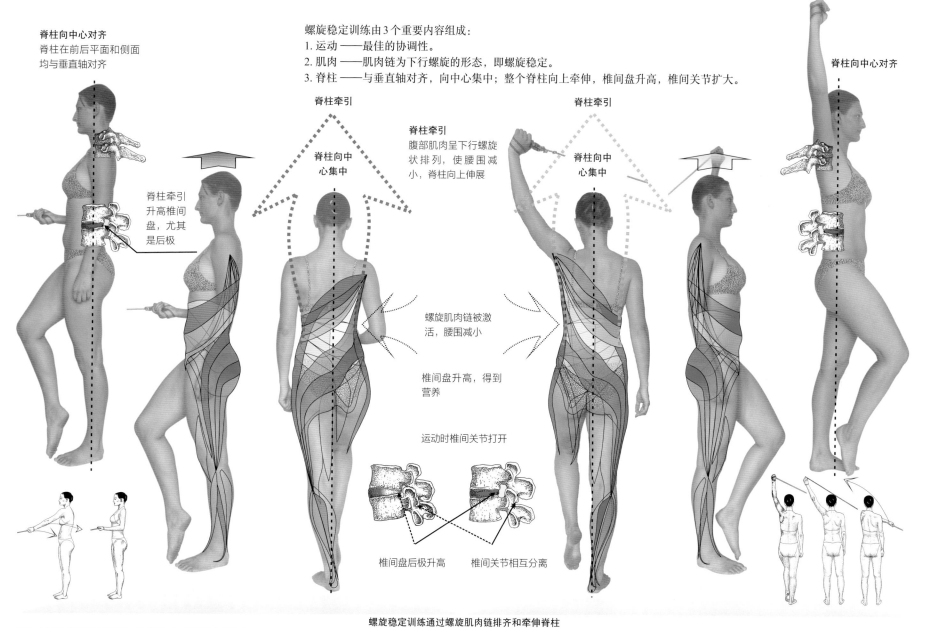

脊柱向中心对齐
脊柱在前后平面和侧面均与垂直轴对齐

脊柱牵引升高椎间盘，尤其是后极

脊柱牵引

脊柱牵引
腹部肌肉呈下行螺旋状排列，使腰围减小，脊柱向上伸展

脊柱向中心集中

螺旋肌肉链被激活，腰围减小

椎间盘升高，得到营养

运动时椎间关节打开

椎间盘后极升高　　椎间关节相互分离

脊柱牵引

脊柱向中心集中

脊柱向中心对齐

螺旋稳定训练通过螺旋肌肉链排齐和牵伸脊柱

协调：骨盆稳定、体轴稳定和最佳的肩胛骨运动是形成螺旋肌肉链的条件

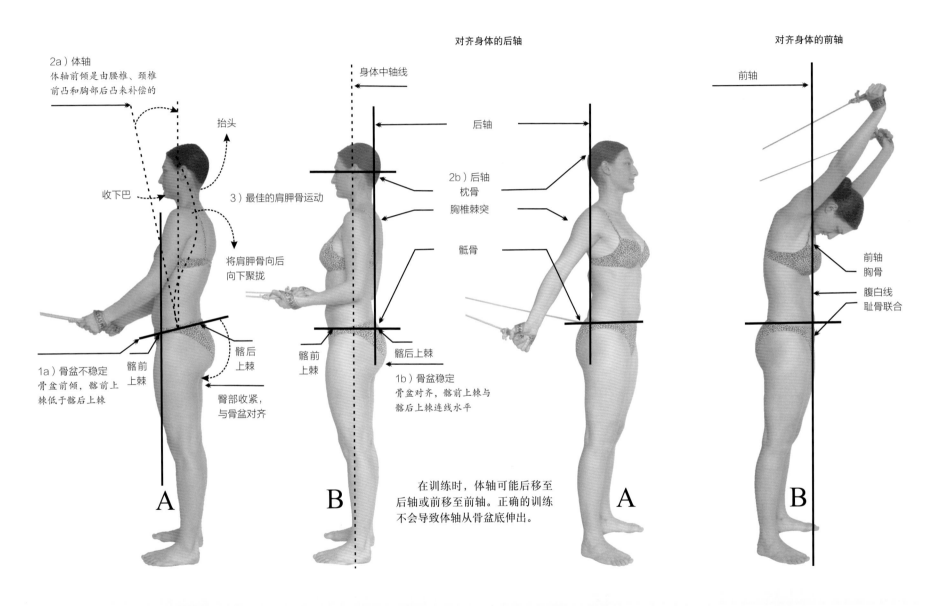

2a）体轴
体轴前倾是由腰椎、颈椎前凸和胸部后凸来补偿的

抬头

收下巴

3）最佳的肩胛骨运动

将肩胛骨向后向下聚拢

1a）骨盆不稳定
骨盆前倾，髂前上棘低于髂后上棘

髂前上棘

髂后上棘

臀部收紧，与骨盆对齐

A

对齐身体的后轴

身体中轴线

后轴

2b）后轴
枕骨

胸椎棘突

骶骨

髂前上棘

髂后上棘

1b）骨盆稳定
骨盆对齐，髂前上棘与髂后上棘连线水平

B

在训练时，体轴可能后移至后轴或前移至前轴。正确的训练不会导致体轴从骨盆底伸出。

A

对齐身体的前轴

前轴

前轴
胸骨

腹白线
耻骨联合

B

在训练的过程中，身体与前轴和后轴对齐

呼吸——在放松体位开始时吸气，在运动体位结束时呼气

在呼气过程中，身体中心随螺旋稳定作用的激活而稳定，肩部和骨盆肌群的一些肌肉在放松的同时被牵伸。

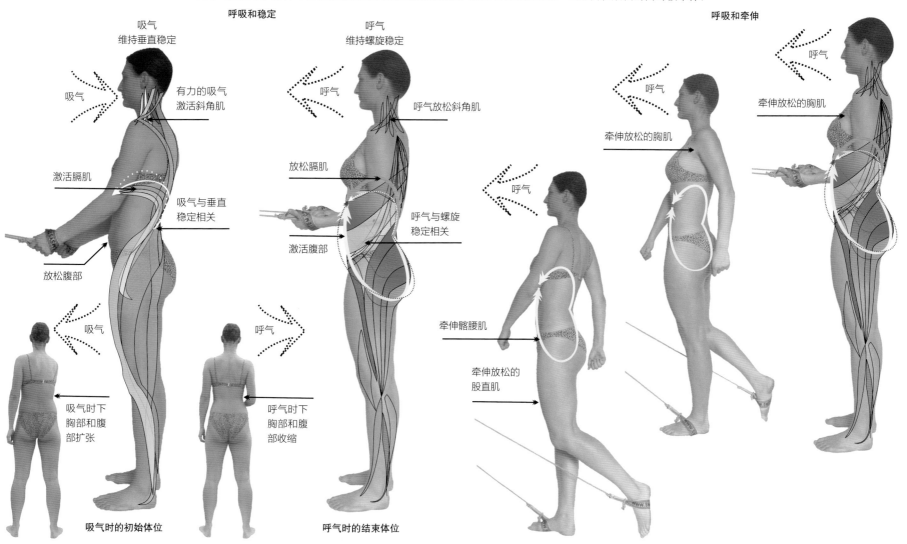

呼吸和稳定

吸气
维持垂直稳定

吸气

有力的吸气
激活斜角肌

激活膈肌

吸气与垂直
稳定相关

放松腹部

吸气

吸气时下
胸部和腹
部扩张

吸气时的初始体位

呼气
维持螺旋稳定

呼气

呼气放松斜角肌

放松膈肌

呼气与螺旋
稳定相关

激活腹部

呼气

呼气时下
胸部和腹
部收缩

呼气时的结束体位

呼吸和牵伸

呼气

呼气

牵伸放松的胸肌

牵伸放松的胸肌

牵伸髂腰肌

牵伸放松的
股直肌

训练的最后阶段总是在呼气时完成，使螺旋肌肉链的功能得到强化

系好弹力绳，并将手柄固定在手和足上

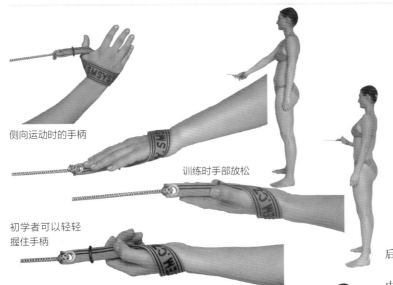

侧向运动时的手柄

训练时手部放松

初学者可以轻轻握住手柄

手柄如滑雪杖一样套在手上，这样手部和前臂可以在训练时完全放松。

不要握住手柄。主动握住手柄会使手腕（腕管综合征）及肘部损伤（网球肘——肱骨外上髁炎，高尔夫球肘——肱骨内上髁炎）。主动握住手柄会增加肩胛骨上固定肌训练不正确的趋势——肩部向上伸，损伤颈部，而手部放松则可以放松颈部。

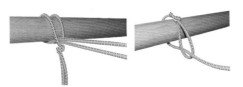

系紧弹力绳，固定在暖气管或桌腿上。弹力绳的固定高度最好与站立时肘关节的高度平齐。

下肢训练要把手柄套在足上，初学者可能需要使用橡胶环

外延
在束紧的弹力绳末端有一段外延的部分，它可以降低50%的拉力。当患者刚开始训练——专注于放松和牵伸的时候，或者想保持长期训练时，降低拉力是有用的。

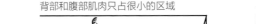

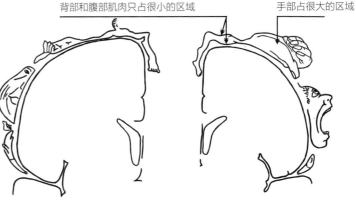

中央前回和中央后回——初级运动皮质和中央感觉皮质

背部和腹部肌肉只占很小的区域

手部占很大的区域

如果只想激活背部及腹部的肌肉（在手臂紧张一整天之后），则不宜牢牢握住手柄。手部放松非常重要。

经过一天的办公室工作，手部很疲劳，错误的信息会传输给中枢神经系统。基于这个错误的信息，中枢神经系统会产生错误的运动模式。这使得颈部和腰部在训练和体育活动中承受更大的负担。

如果动作不正确，颈部会紧张

如果动作不正确，腰部会紧张

颈部肌肉紧张

手的本体感觉信息太多

腹部和宽阔的背部肌肉未参与活动

足部的本体感觉信息不足

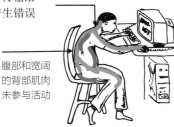

弹力绳手柄与中枢神经系统的关系
右手抓握能在中枢神经系统的中央前回和中央后回很大的区域内形成信息优势。这种不恰当的情况发生在与肩胛骨向上固定有关的办公室工作中。背肌和腹肌是由中枢神经系统中的一小部分操控的。利用这个信息，在训练中放松手部比刺激手部更合适。为了正确地涵盖腹部肌肉，必须加强足部的信息传入，但是以坐姿工作时足部的信息是缺失的，因此患者要进行站位训练。

手部和前臂放松，站立训练

第二章
11 个训练动作

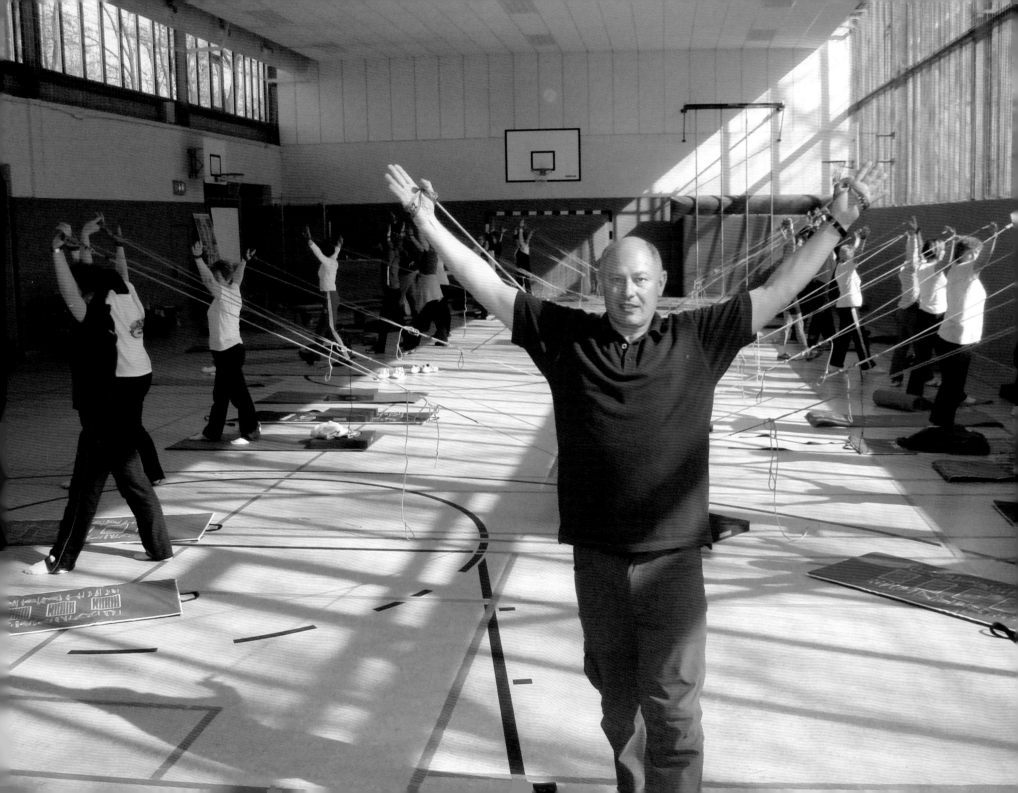

基础训练指南

螺旋稳定训练的作用

强化：增强弱化的肌肉。

牵伸：牵伸紧张和短缩的肌肉。

动员：恢复关节运动。

稳定：为身体提供所需的必要稳定，确保静态稳定和运动稳定。

协调：调节可活动节段的位置，使它们互补。

优化运动控制：形成如散步、跑步、工作等的活动模式，促进运动的自由控制。

螺旋稳定训练是针对运动系统的复杂训练和使用中枢神经系统进行的运动控制的结合。

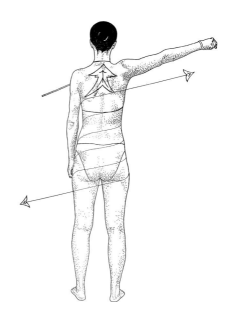

训练时一定要遵守以下规则

训练体位

站位训练。站立时，身体要与重力轴一致，垂直于地面。为补偿弹力绳的力量，轴可能略有偏离。

激活和放松交替进行

◎ 当力作用于身体时，身体收紧，站位对齐——激活状态；

◎ 当没有力作用于身体时，身体完全放松，采取放松姿势。

运动协调

从骨盆（收缩臀大肌）到肩部，自下而上地收紧身体（静态协调运动），并且与头部保持对齐状态。协调骨盆的位置和体轴的位置（头部和肩胛骨的位置）。从头部开始，一个椎骨接着一个椎骨地向下放松。

运动力量和运动范围

◎ 用小力量进行训练，伴随上肢和下肢的大范围运动；

◎ 用弹力绳进行训练，弹力绳的力量可以来自前方、侧方或后方；

◎ 力量用在运动能力最弱的部位（软弱的肌肉、损伤的椎间盘和损伤的关节）。

训练节奏

◎ 慢慢训练，在运动结束时进一步放慢速度，使训练的每一个细节都能够正确地完成；

◎ 动作缓慢而连续，不应该出现鲁莽行为；

◎ 在运动期间，尽可能长时间的坚持——并不代表训练时间短的动作要延迟时间来做。

训练的复杂性

一个正确的训练过程包括从足趾到手指的所有肌肉运动，以维持必要的身体稳定。这是一项全身运动。足是固定的点——定点，手臂是移动的点——动点。肌肉链的稳定与定点和动点有关。

训练选择

首先，选择对称性训练，矫正肌肉不平衡。一旦达到肌肉平衡，就要专注于非对称性训练（只用一侧肢体），而对称性训练仅仅是为了热身。患者必须熟练地掌握简单的训练动作，然后才能继续学习更为复杂的训练动作。

如果能够完成双腿站位训练，那么就开始进行单腿站位训练——抬起足跟，足尖站立。在训练期间，收紧身体，抬起足尖。

最有效的训练是双足交替站立的原地踏步训练。

检查训练质量的基本原则

在训练时，通过脊柱的运动方式来检查训练的准确性，即肢体活动时，脊柱是如何参与的。注意3点：

◎ 激活腹肌；

◎ 抑制椎旁肌；

◎ 扩大椎骨棘突间隙。

关注即时状态

在训练的过程中，要根据当前的身体状况设定力量的大小和训练时间的长短。避免瞬间疲惫和慢性疲劳。如果感觉疼痛，就要停止训练。因为它可能是一个受伤信号，警告患者有可能做了错误的动作。如果感觉疼痛，要从训练力量、运动范围、速度、动作准确性方面考虑。

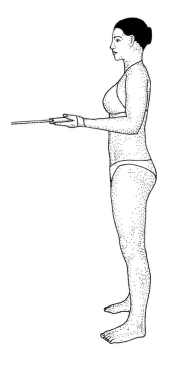

久坐会引起肌肉短缩和无力，破坏训练效果，无法利用螺旋稳定来恢复脊柱。因此，患者先开始进行消除肌肉不平衡的训练计划。

1. 先改善肩部的肌肉失衡。
2. 再继续调整腹部的肌肉失衡。
3. 然后纠正骨盆的肌肉失衡。
4. 牵伸压迫脊柱的肌肉——沿脊柱分布的长肌。
5. 重新激活用来协调椎骨排列的短肌。
6. 通过激活腹外斜肌、腹内斜肌和腹横肌来发展螺旋肌肉链，使腰部收紧并产生向上的力。我们可以把螺旋肌肉链比作车上的千斤顶，这个"千斤顶"可以提升身体和受挤压的椎间盘，就像千斤顶顶起汽车一样。
7. 当患者能够正确地、自然而然地完成双腿站位训练的每一个动作细节后，就可以开始进行单腿站位训练了。单腿站位训练能够提升平衡感，增加螺旋稳定的效果（它集中增强了腹肌的力量），支撑足弓。

涉及所有重要的肌群和螺旋肌肉链的最容易的训练组合包括11个训练动作。掌握了所有重要的动作细节后，整套训练花费10分钟即可完成。经过专业培训，一个有运动基础的人学习这些动作需要2~7天。每天进行这套训练，有助于脊柱和关节（髋关节、膝关节、踝关节、肩关节等）恢复。

已经掌握这套训练动作的人如果还想要继续更多的训练，我们提供一套40个训练动作、用时60分钟的训练组合。

我们认为最佳的训练计划是每天在工作完成后进行10~15分钟的训练，并且在有专业教练的健身中心每周训练1次。

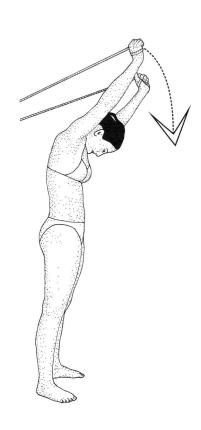

达到肌肉平衡，矫正姿势

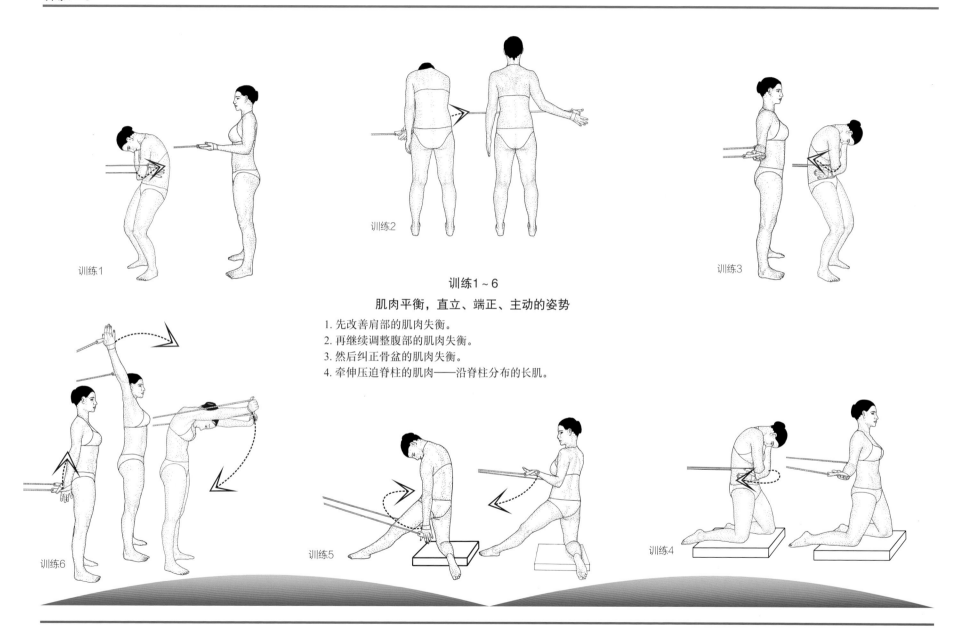

训练1

训练2

训练3

训练1~6

肌肉平衡，直立、端正、主动的姿势

1. 先改善肩部的肌肉失衡。
2. 再继续调整腹部的肌肉失衡。
3. 然后纠正骨盆的肌肉失衡。
4. 牵伸压迫脊柱的肌肉——沿脊柱分布的长肌。

训练6

训练5

训练4

双臂屈肘向后拉

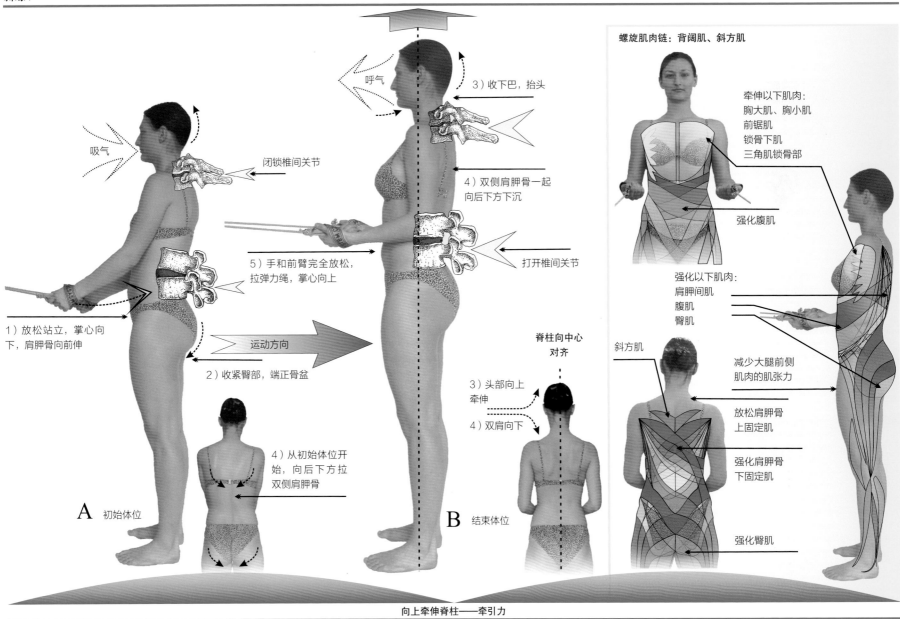

吸气

闭锁椎间关节

呼气

3）收下巴，抬头

4）双侧肩胛骨一起
向后下方下沉

5）手和前臂完全放松，
拉弹力绳，掌心向上

打开椎间关节

1）放松站立，掌心向
下，肩胛骨向前伸

运动方向

2）收紧臀部，端正骨盆

脊柱向中心
对齐

3）头部向上
牵伸

4）双肩向下

4）从初始体位开
始，向后下方拉
双侧肩胛骨

A 初始体位

B 结束体位

螺旋肌肉链：背阔肌、斜方肌

牵伸以下肌肉：
胸大肌、胸小肌
前锯肌
锁骨下肌
三角肌锁骨部

强化腹肌

强化以下肌肉：
肩胛间肌
腹肌
臀肌

斜方肌

减少大腿前侧
肌肉的肌张力

放松肩胛骨
上固定肌

强化肩胛骨
下固定肌

强化臀肌

向上牵伸脊柱——牵引力

双臂屈肘向后拉，并向外侧打开

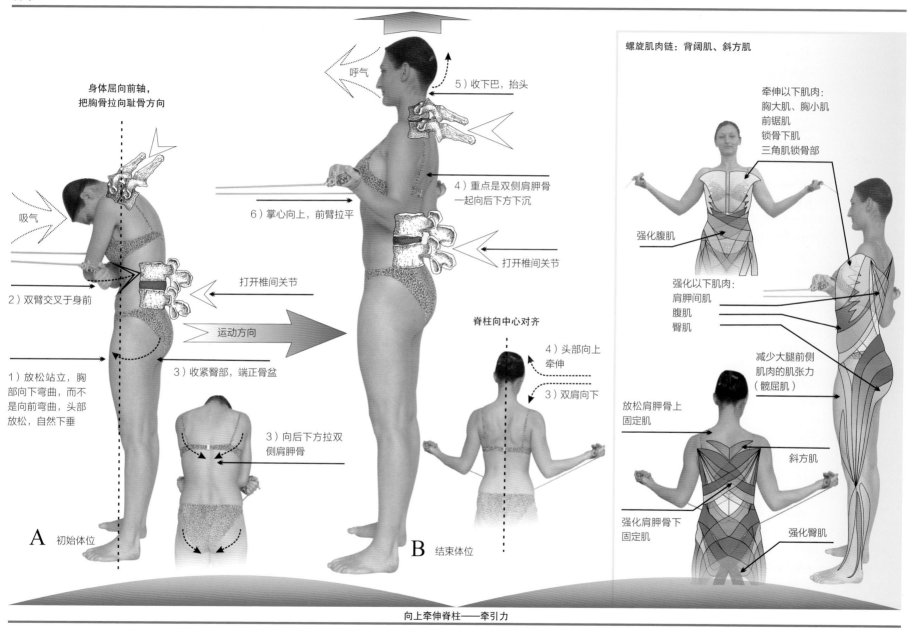

身体屈向前轴，
把胸骨拉向耻骨方向

吸气

呼气

5）收下巴，抬头

4）重点是双侧肩胛骨
一起向后下方下沉

6）掌心向上，前臂拉平

2）双臂交叉于身前

打开椎间关节

打开椎间关节

运动方向

脊柱向中心对齐

4）头部向上
牵伸

3）双肩向下

1）放松站立，胸
部向下弯曲，而不
是向前弯曲，头部
放松，自然下垂

3）收紧臀部，端正骨盆

3）向后下方拉双
侧肩胛骨

A 初始体位

B 结束体位

螺旋肌肉链：背阔肌、斜方肌

牵伸以下肌肉：
胸大肌、胸小肌
前锯肌
锁骨下肌
三角肌锁骨部

强化腹肌

强化以下肌肉：
肩胛间肌
腹肌
臀肌

减少大腿前侧
肌肉的肌张力
（髋屈肌）

放松肩胛骨上
固定肌

斜方肌

强化肩胛骨下
固定肌

强化臀肌

向上牵伸脊柱——牵引力

从双臂慢慢向前抬起的主动体位转换为双臂被动向后拉的被动体位

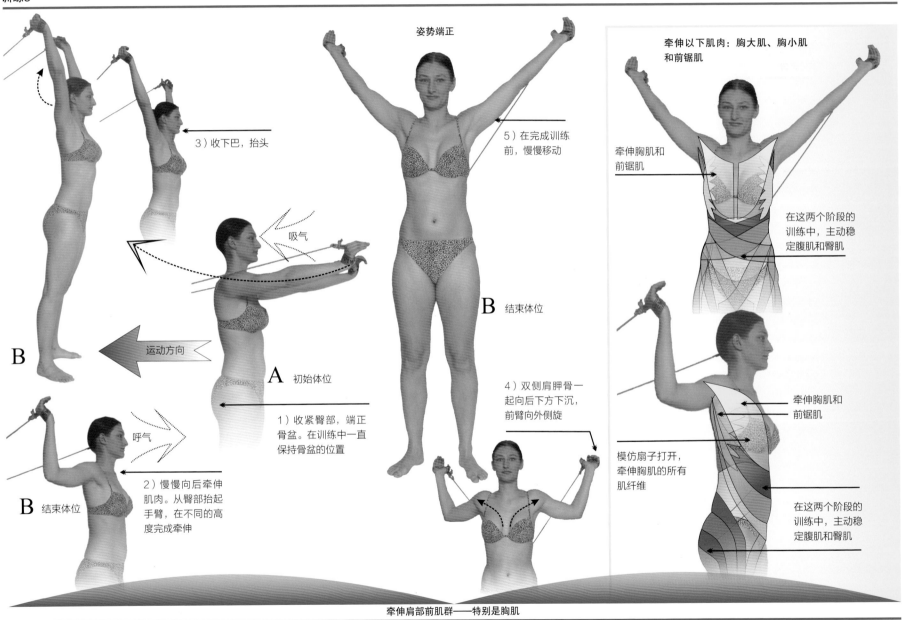

3）收下巴，抬头

吸气

运动方向

B

呼气

B 结束体位

2）慢慢向后牵伸肌肉。从臀部抬起手臂，在不同的高度完成牵伸

A 初始体位

1）收紧臀部，端正骨盆。在训练中一直保持骨盆的位置

姿势端正

5）在完成训练前，慢慢移动

B 结束体位

4）双侧肩胛骨一起向后下方下沉，前臂向外侧旋

模仿扇子打开，牵伸胸肌的所有肌纤维

牵伸以下肌肉：胸大肌、胸小肌和前锯肌

牵伸胸肌和前锯肌

在这两个阶段的训练中，主动稳定腹肌和臀肌

牵伸胸肌和前锯肌

在这两个阶段的训练中，主动稳定腹肌和臀肌

牵伸肩部前肌群——特别是胸肌

双臂环转，胸部向骨盆方向拉动

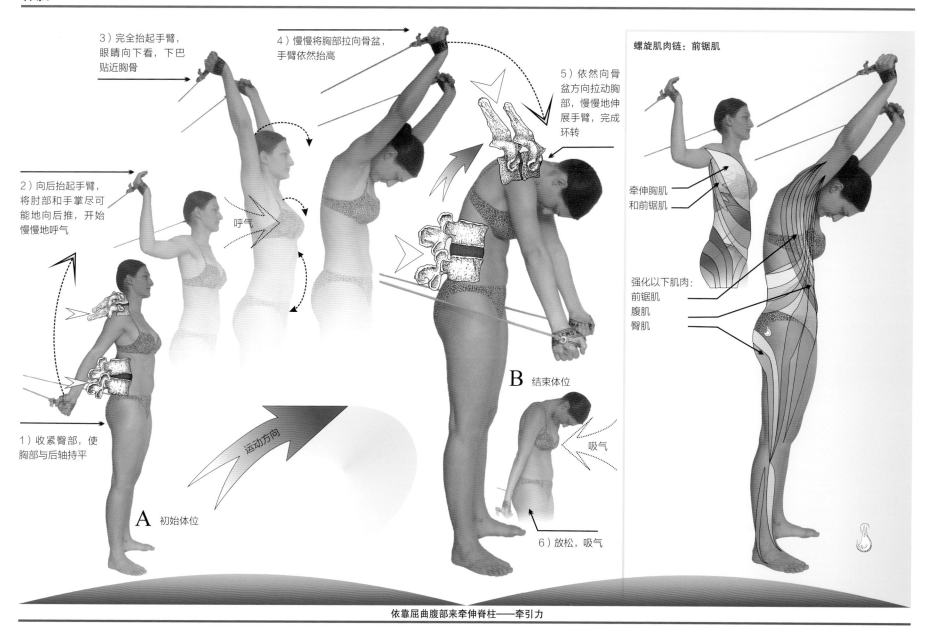

3）完全抬起手臂，眼睛向下看，下巴贴近胸骨

4）慢慢将胸部拉向骨盆，手臂依然抬高

5）依然向骨盆方向拉动胸部，慢慢地伸展手臂，完成环转

2）向后抬起手臂，将肘部和手掌尽可能地向后推，开始慢慢地呼气

呼气

1）收紧臀部，使胸部与后轴持平

运动方向

A 初始体位

B 结束体位

吸气

6）放松，吸气

螺旋肌肉链：前锯肌

牵伸胸肌和前锯肌

强化以下肌肉：
前锯肌
腹肌
臀肌

依靠屈曲腹部来牵伸脊柱——牵引力

双臂环转，胸部向骨盆方向拉动，背部拱起

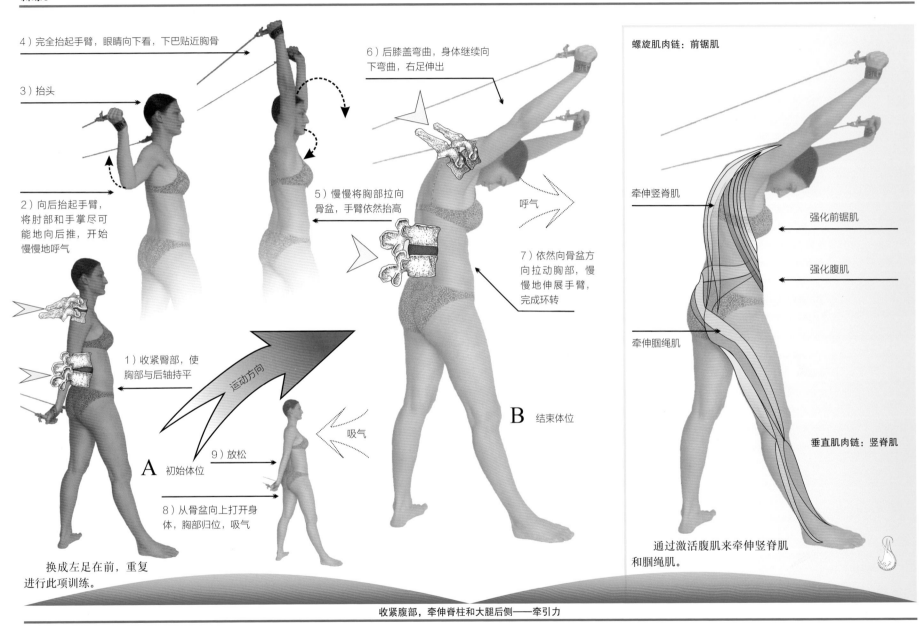

4）完全抬起手臂，眼睛向下看，下巴贴近胸骨

3）抬头

2）向后抬起手臂，将肘部和手掌尽可能地向后推，开始慢慢地呼气

1）收紧臀部，使胸部与后轴持平

运动方向

A 初始体位

9）放松

吸气

8）从骨盆向上打开身体，胸部归位，吸气

换成左足在前，重复进行此项训练。

6）后膝盖弯曲，身体继续向下弯曲，右足伸出

5）慢慢将胸部拉向骨盆，手臂依然抬高

呼气

7）依然向骨盆方向拉动胸部，慢慢地伸展手臂，完成环转

B 结束体位

螺旋肌肉链：前锯肌

牵伸竖脊肌

强化前锯肌

强化腹肌

牵伸腘绳肌

垂直肌肉链：竖脊肌

通过激活腹肌来牵伸竖脊肌和腘绳肌。

收紧腹部，牵伸脊柱和大腿后侧——牵引力

膝跪位，牵伸髋屈肌

换成左膝在前，重复进行此项训练。

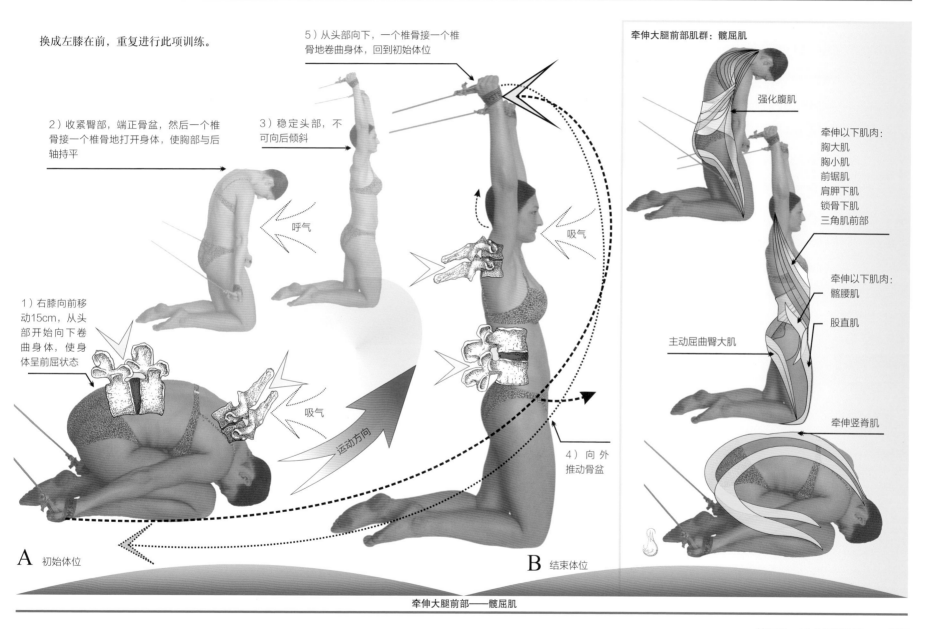

5）从头部向下，一个椎骨接一个椎骨地卷曲身体，回到初始体位

2）收紧臀部，端正骨盆，然后一个椎骨接一个椎骨地打开身体，使胸部与后轴持平

3）稳定头部，不可向后倾斜

1）右膝向前移动15cm，从头部开始向下卷曲身体，使身体呈前屈状态

呼气

吸气

吸气

运动方向

4）向外推动骨盆

A 初始体位

B 结束体位

牵伸大腿前部肌群：髋屈肌

强化腹肌

牵伸以下肌肉：
胸大肌
胸小肌
前锯肌
肩胛下肌
锁骨下肌
三角肌前部

牵伸以下肌肉：
髂腰肌
股直肌

主动屈曲臀大肌

牵伸竖脊肌

牵伸大腿前部——髋屈肌

膝跪位，背部向前弯曲牵伸

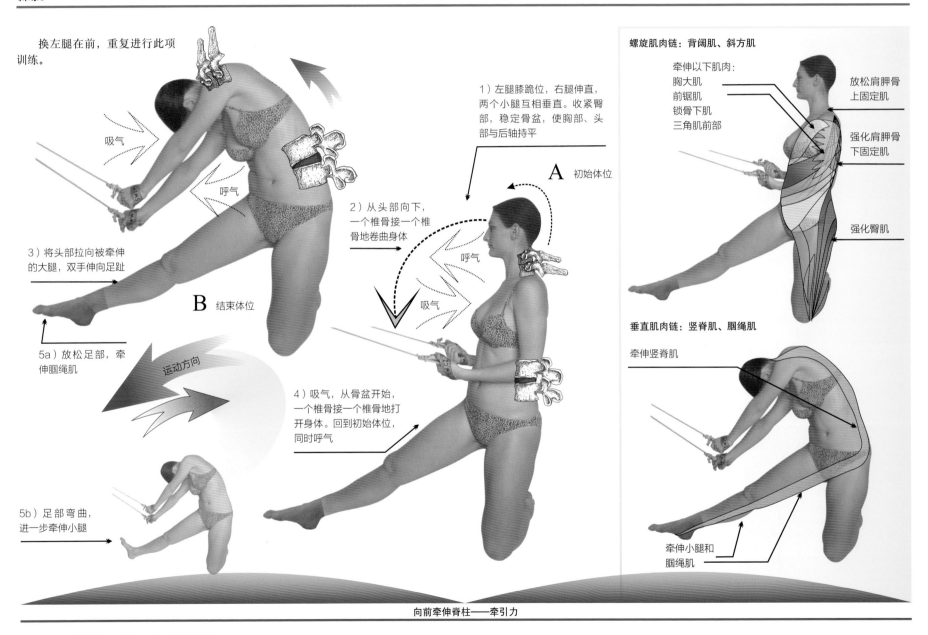

换左腿在前，重复进行此项训练。

吸气

呼气

3）将头部拉向被牵伸的大腿，双手伸向足趾

B 结束体位

5a）放松足部，牵伸腘绳肌

运动方向

5b）足部弯曲，进一步牵伸小腿

1）左腿膝跪位，右腿伸直，两个小腿互相垂直。收紧臀部，稳定骨盆，使胸部、头部与后轴持平

2）从头部向下，一个椎骨接一个椎骨地卷曲身体

呼气

A 初始体位

吸气

4）吸气，从骨盆开始，一个椎骨接一个椎骨地打开身体。回到初始体位，同时呼气

螺旋肌肉链：背阔肌、斜方肌

牵伸以下肌肉：
胸大肌
前锯肌
锁骨下肌
三角肌前部

放松肩胛骨上固定肌

强化肩胛骨下固定肌

强化臀肌

垂直肌肉链：竖脊肌、腘绳肌

牵伸竖脊肌

牵伸小腿和腘绳肌

向前牵伸脊柱——牵引力

整个脊柱的动员训练

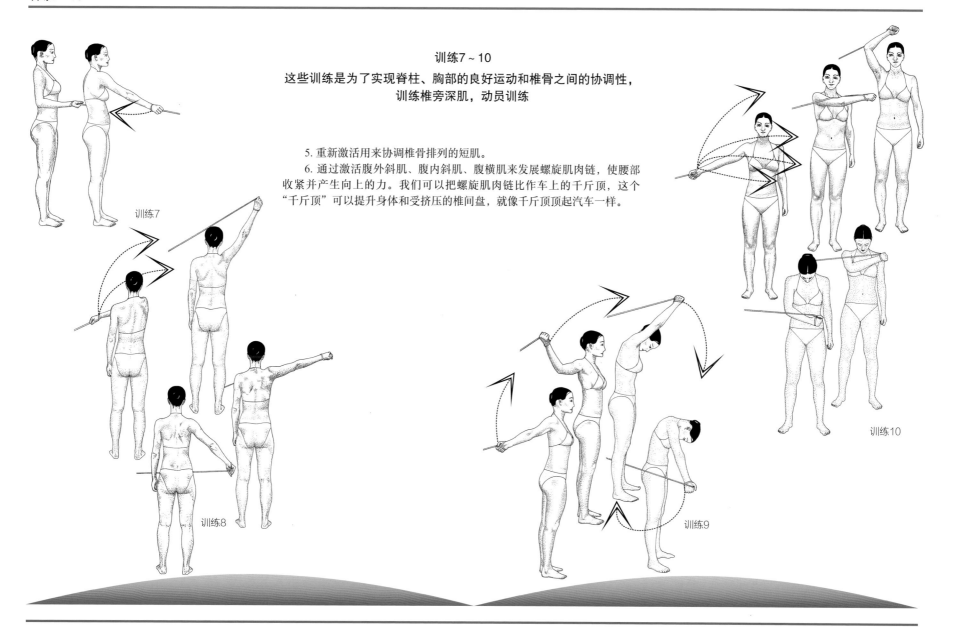

训练7 ~ 10

这些训练是为了实现脊柱、胸部的良好运动和椎骨之间的协调性，
训练椎旁深肌，动员训练

5. 重新激活用来协调椎骨排列的短肌。

6. 通过激活腹外斜肌、腹内斜肌、腹横肌来发展螺旋肌肉链，使腰部收紧并产生向上的力。我们可以把螺旋肌肉链比作车上的千斤顶，这个"千斤顶"可以提升身体和受挤压的椎间盘，就像千斤顶顶起汽车一样。

训练7

训练8

训练9

训练10

单臂屈肘向后拉

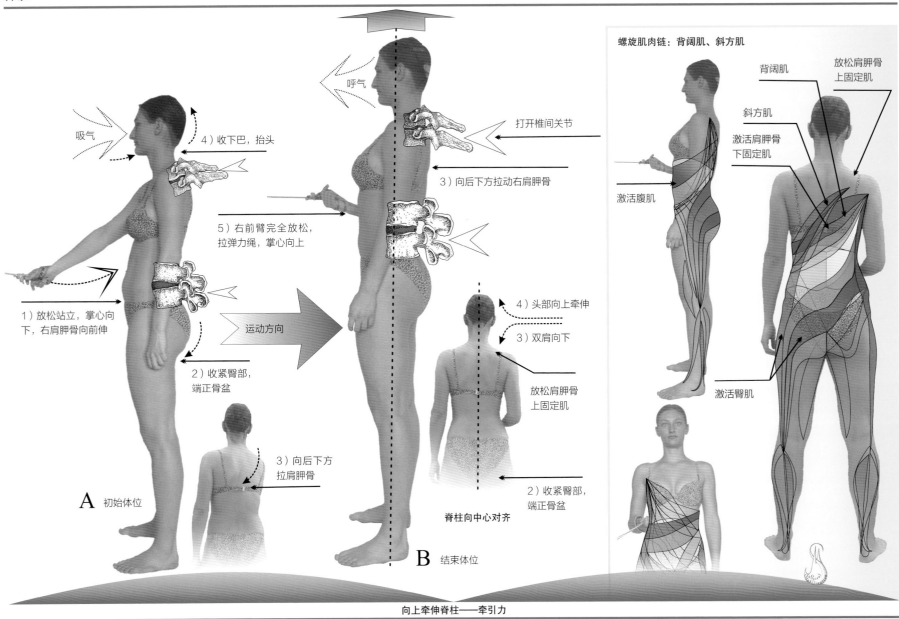

吸气

4）收下巴，抬头

5）右前臂完全放松，拉弹力绳，掌心向上

1）放松站立，掌心向下，右肩胛骨向前伸

运动方向

2）收紧臀部，端正骨盆

3）向后下方拉肩胛骨

A 初始体位

呼气

打开椎间关节

3）向后下方拉动右肩胛骨

4）头部向上牵伸

3）双肩向下

放松肩胛骨上固定肌

2）收紧臀部，端正骨盆

脊柱向中心对齐

B 结束体位

螺旋肌肉链：背阔肌、斜方肌

背阔肌

放松肩胛骨上固定肌

斜方肌

激活肩胛骨下固定肌

激活腹肌

激活臀肌

向上牵伸脊柱——牵引力

单臂侧向拉动

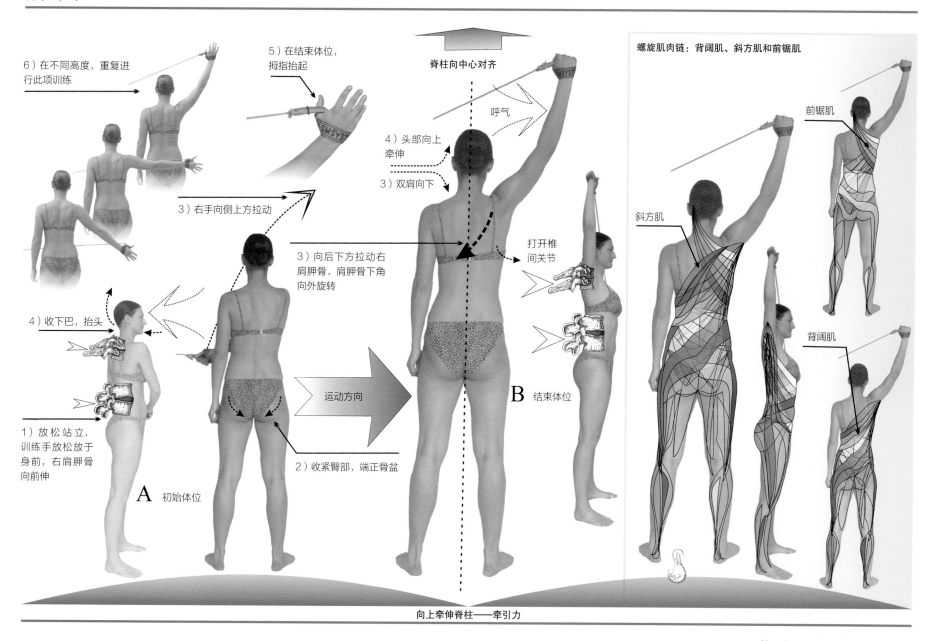

6）在不同高度，重复进行此项训练

5）在结束体位，拇指抬起

脊柱向中心对齐

呼气

螺旋肌肉链：背阔肌、斜方肌和前锯肌

前锯肌

斜方肌

3）右手向侧上方拉动

4）头部向上牵伸

3）双肩向下

3）向后下方拉动右肩胛骨，肩胛骨下角向外旋转

打开椎间关节

背阔肌

4）收下巴，抬头

1）放松站立，训练手放松放于身前，右肩胛骨向前伸

运动方向

2）收紧臀部，端正骨盆

A 初始体位

B 结束体位

向上牵伸脊柱——牵引力

单臂环转，胸部向骨盆方向拉动

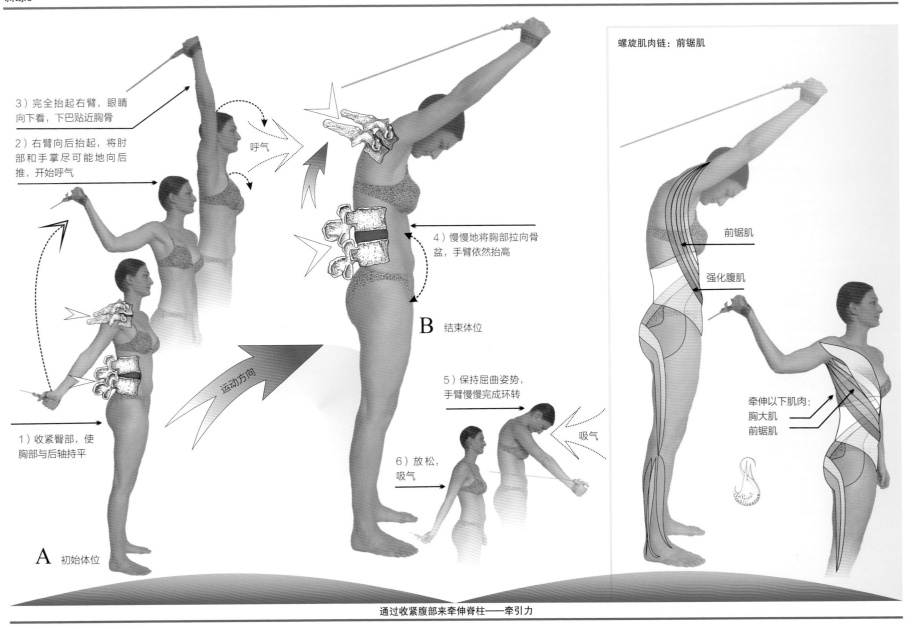

3）完全抬起右臂，眼睛向下看，下巴贴近胸骨

2）右臂向后抬起，将肘部和手掌尽可能地向后推，开始呼气

呼气

螺旋肌肉链：前锯肌

4）慢慢地将胸部拉向骨盆，手臂依然抬高

B 结束体位

前锯肌

强化腹肌

1）收紧臀部，使胸部与后轴持平

运动方向

5）保持屈曲姿势，手臂慢慢完成环转

吸气

6）放松，吸气

牵伸以下肌肉：
胸大肌
前锯肌

A 初始体位

通过收紧腹部来牵伸脊柱——牵引力

单臂侧拉过顶，至身体中轴线

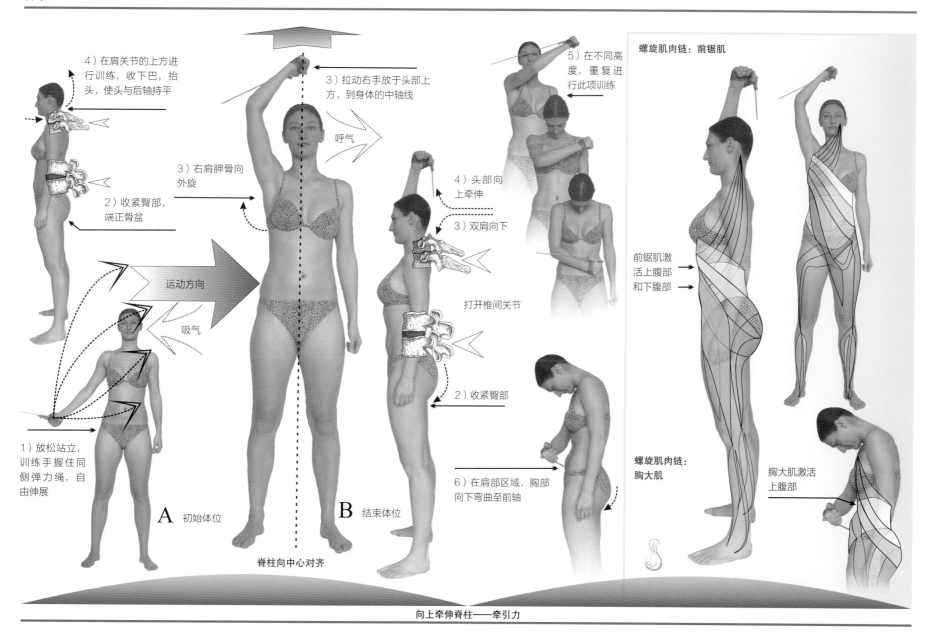

4）在肩关节的上方进行训练，收下巴，抬头，使头与后轴持平

2）收紧臀部，端正骨盆

运动方向

吸气

1）放松站立，训练手握住同侧弹力绳，自由伸展

A 初始体位

3）右肩胛骨向外旋

3）拉动右手放于头部上方，到身体的中轴线

呼气

脊柱向中心对齐

B 结束体位

4）头部向上牵伸

3）双肩向下

打开椎间关节

2）收紧臀部

6）在肩部区域，胸部向下弯曲至前轴

5）在不同高度，重复进行此项训练

螺旋肌肉链：前锯肌

前锯肌激活上腹部和下腹部

螺旋肌肉链：胸大肌

胸大肌激活上腹部

向上牵伸脊柱——牵引力

训练7 ~ 11
提高运动平衡性和协调性的训练

7. 当患者能够正确地、自然而然地完成双腿站位训练的每一个动作细节后，就可以开始进行单腿站位训练了。单腿站位训练能够提升平衡感，增加螺旋稳定的效果（它集中增强了腹肌的力量），支撑足弓。

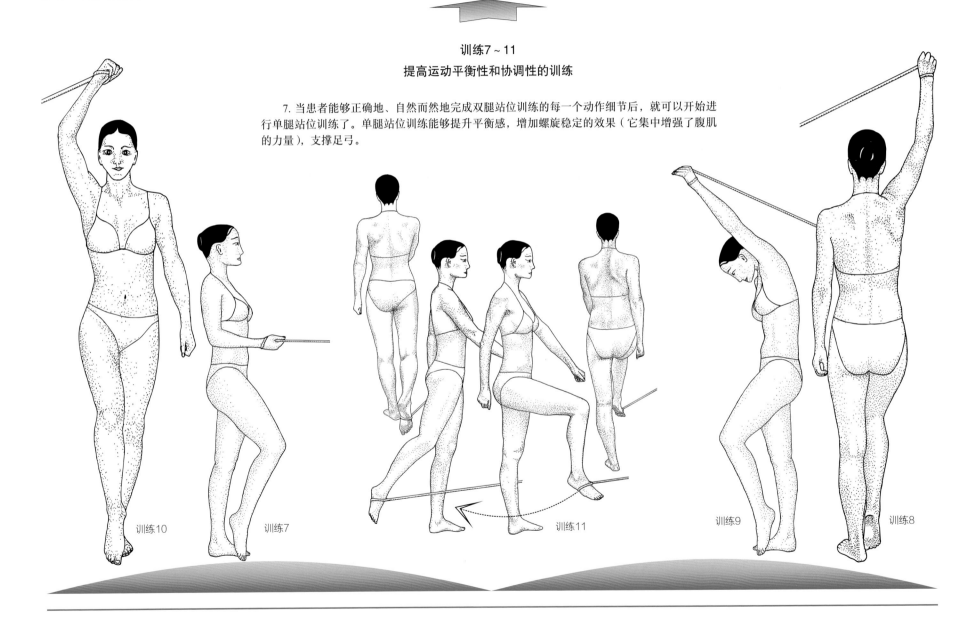

训练10   训练7   训练11   训练9   训练8

单臂屈肘向后拉，足跟交替抬起

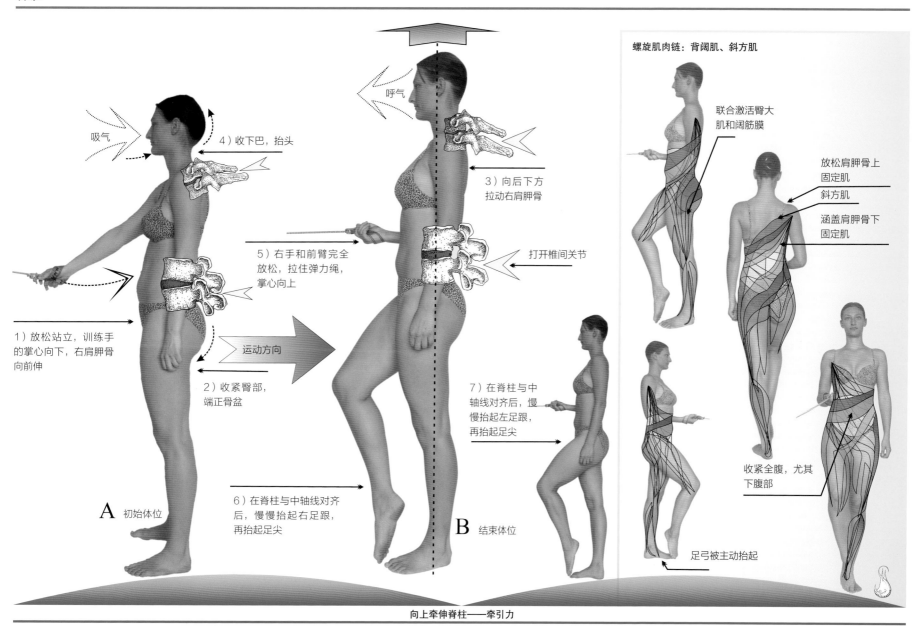

吸气

4）收下巴，抬头

呼气

3）向后下方拉动右肩胛骨

5）右手和前臂完全放松，拉住弹力绳，掌心向上

打开椎间关节

1）放松站立，训练手的掌心向下，右肩胛骨向前伸

运动方向

2）收紧臀部，端正骨盆

7）在脊柱与中轴线对齐后，慢慢抬起左足跟，再抬起足尖

A 初始体位

6）在脊柱与中轴线对齐后，慢慢抬起右足跟，再抬起足尖

B 结束体位

螺旋肌肉链：背阔肌、斜方肌

联合激活臀大肌和阔筋膜

放松肩胛骨上固定肌

斜方肌

涵盖肩胛骨下固定肌

收紧全腹，尤其下腹部

足弓被主动抬起

向上牵伸脊柱——牵引力

单臂侧向拉动，足跟交替抬起

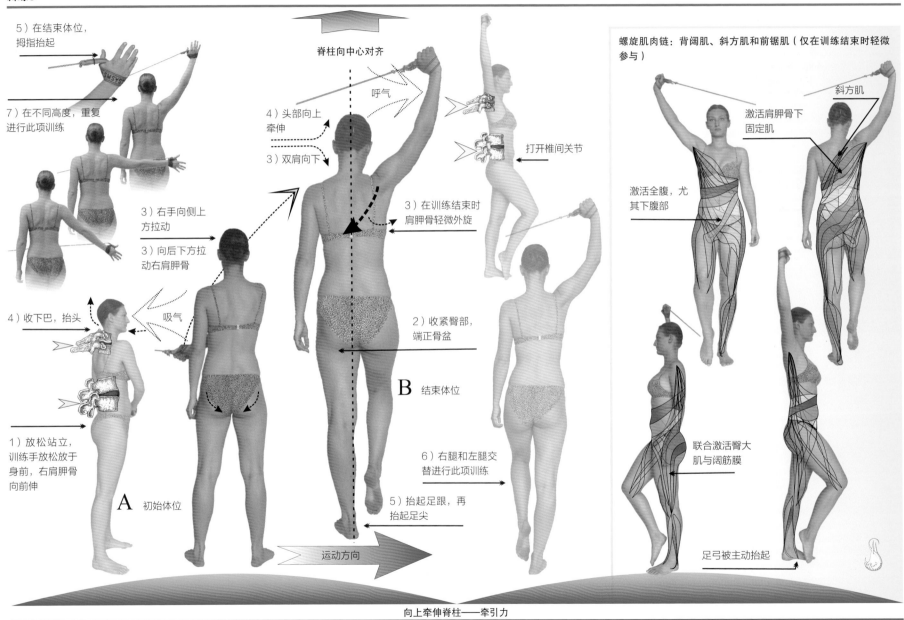

5）在结束体位，拇指抬起

7）在不同高度，重复进行此项训练

3）右手向侧上方拉动

3）向后下方拉动右肩胛骨

4）收下巴，抬头

吸气

1）放松站立，训练手放松放于身前，右肩胛骨向前伸

A 初始体位

脊柱向中心对齐

呼气

4）头部向上牵伸

3）双肩向下

3）在训练结束时肩胛骨轻微外旋

2）收紧臀部，端正骨盆

B 结束体位

打开椎间关节

6）右腿和左腿交替进行此项训练

5）抬起足跟，再抬起足尖

运动方向

螺旋肌肉链：背阔肌、斜方肌和前锯肌（仅在训练结束时轻微参与）

斜方肌

激活肩胛骨下固定肌

激活全腹，尤其下腹部

联合激活臀大肌与阔筋膜

足弓被主动抬起

向上牵伸脊柱——牵引力

单臂环转，胸部向骨盆拉动，足跟交替抬起

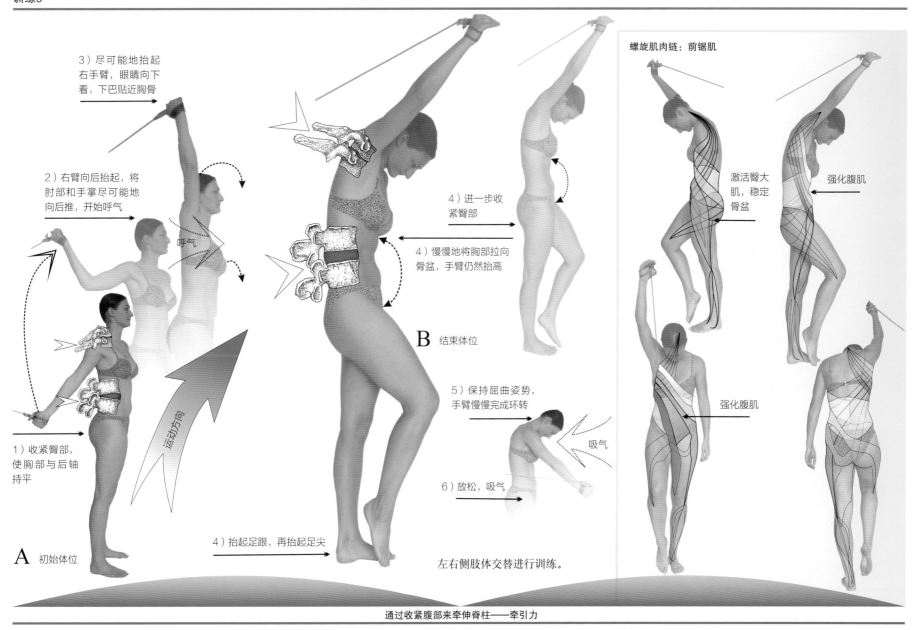

3）尽可能地抬起右手臂，眼睛向下看，下巴贴近胸骨

2）右臂向后抬起，将肘部和手掌尽可能地向后推，开始呼气

呼气

1）收紧臀部，使胸部与后轴持平

A 初始体位

运动方向

4）抬起足跟，再抬起足尖

4）进一步收紧臀部

4）慢慢地将胸部拉向骨盆，手臂仍然抬高

B 结束体位

5）保持屈曲姿势，手臂慢慢完成环转

6）放松，吸气

吸气

左右侧肢体交替进行训练。

螺旋肌肉链：前锯肌

激活臀大肌，稳定骨盆

强化腹肌

强化腹肌

通过收紧腹部来牵伸脊柱——牵引力

单臂侧拉过顶至身体中轴线，足跟交替抬起

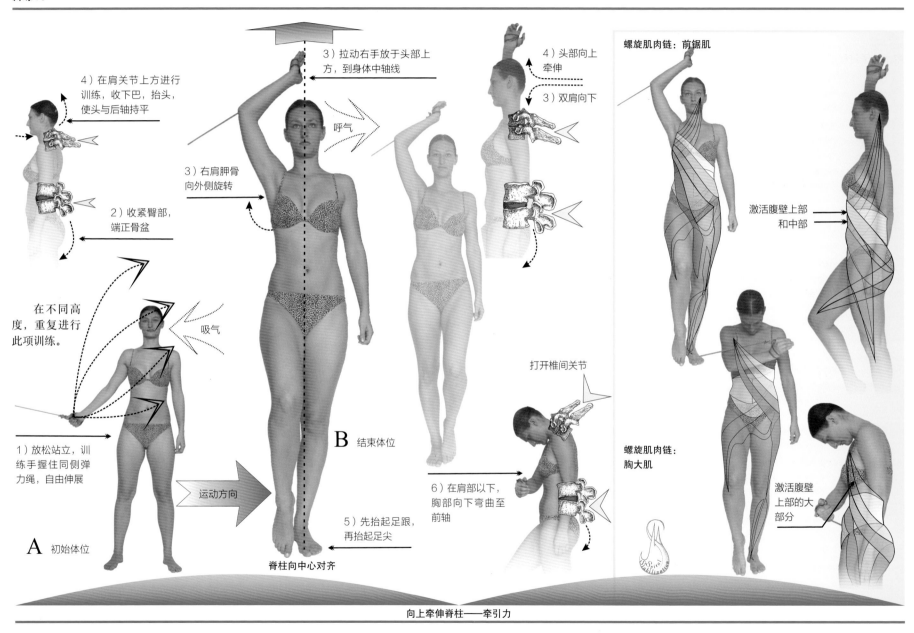

4）在肩关节上方进行训练，收下巴，抬头，使头与后轴持平

2）收紧臀部，端正骨盆

在不同高度，重复进行此项训练。

吸气

1）放松站立，训练手握住同侧弹力绳，自由伸展

A 初始体位

3）拉动右手放于头部上方，到身体中轴线

呼气

3）右肩胛骨向外侧旋转

B 结束体位

运动方向

5）先抬起足跟，再抬起足尖

脊柱向中心对齐

4）头部向上牵伸

3）双肩向下

6）在肩部以下，胸部向下弯曲至前轴

打开椎间关节

螺旋肌肉链：前锯肌

激活腹壁上部和中部

螺旋肌肉链：胸大肌

激活腹壁上部的大部分

向上牵伸脊柱——牵引力

原地踏步——小腿向后移动，伸髋，上肢反向移动

在初学时，可以扶椅子进行训练；在熟练后，可以脱离椅子进行训练。

肢体交替，重复进行此项训练。

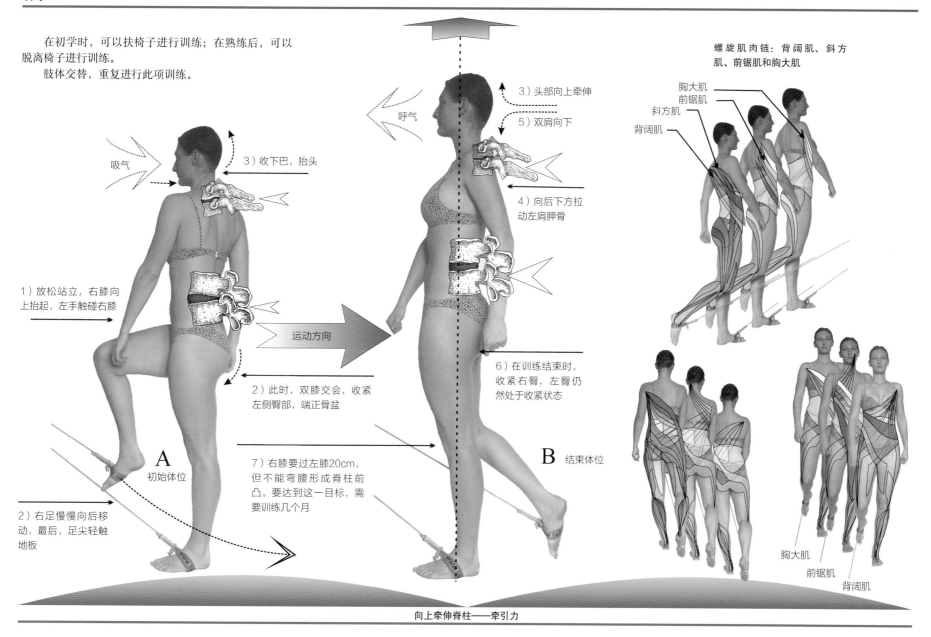

螺旋肌肉链：背阔肌、斜方肌、前锯肌和胸大肌

胸大肌
前锯肌
斜方肌
背阔肌

3）头部向上牵伸

5）双肩向下

4）向后下方拉动左肩胛骨

吸气

3）收下巴，抬头

呼气

1）放松站立，右膝向上抬起，左手触碰右膝

运动方向

2）此时，双膝交会，收紧左侧臀部，端正骨盆

A 初始体位

2）右足慢慢向后移动，最后，足尖轻触地板

7）右膝要过左膝20cm，但不能弯腰形成脊柱前凸。要达到这一目标，需要训练几个月

6）在训练结束时，收紧右臀，左臀仍然处于收紧状态

B 结束体位

胸大肌
前锯肌
背阔肌

向上牵伸脊柱——牵引力

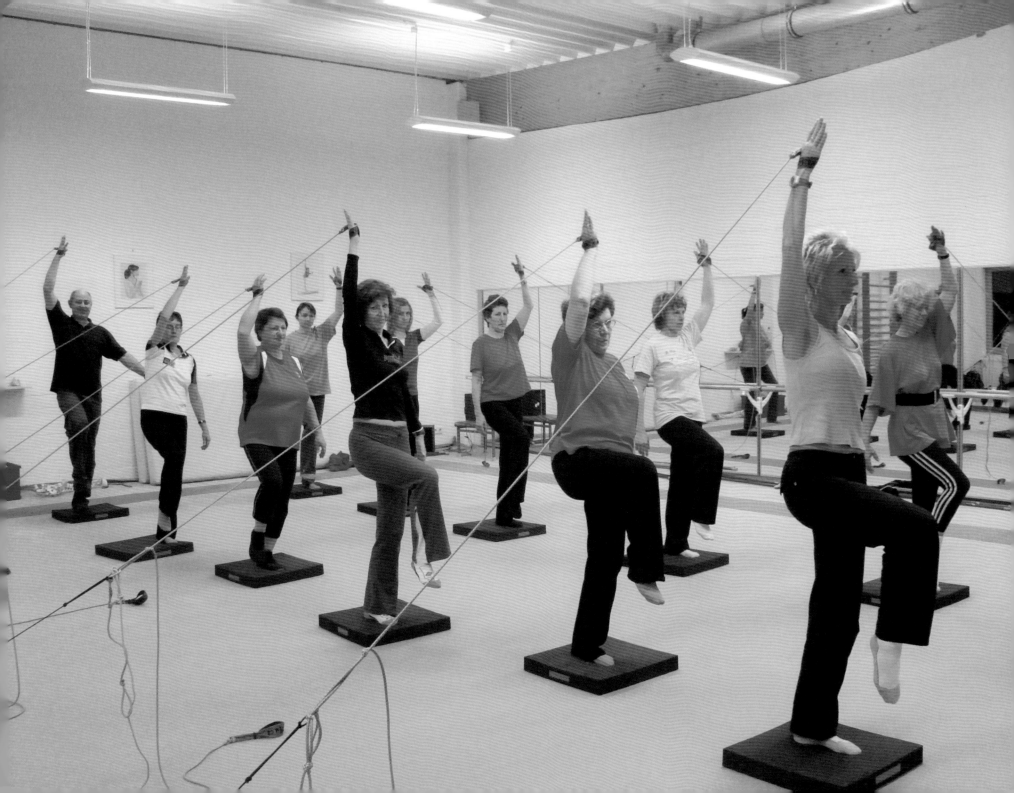

第三章
螺旋稳定训练的治疗步骤

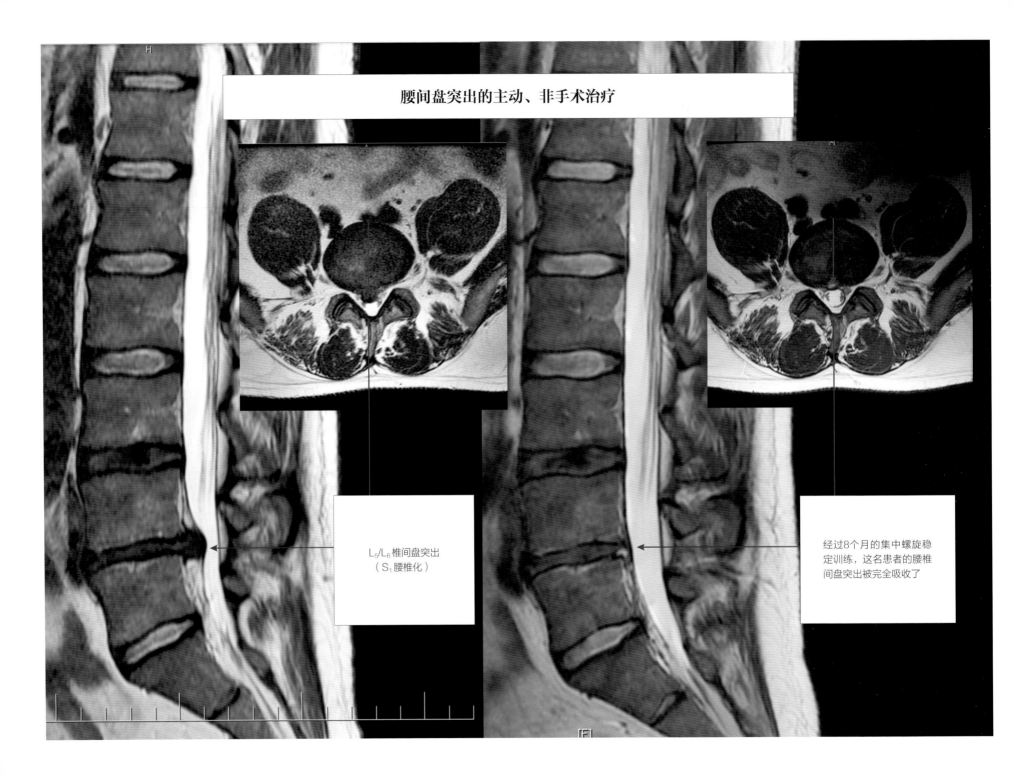

腰间盘突出的主动、非手术治疗

L₅/L₆椎间盘突出
（S₁腰椎化）

经过8个月的集中螺旋稳定训练，这名患者的腰椎间盘突出被完全吸收了

调整脊柱功能紊乱和恢复协调步态的方法

这个方法包含14个步骤，可以使脊柱和运动系统再生，治疗脊柱疾病，恢复最佳的协调和稳定步态。

步骤1：斜方肌、背阔肌肌肉链形成肌肉束带
◎ 主动放松，伸展肩带前上肌群。

步骤2：利用斜方肌、背阔肌肌肉链形成的肌肉束带稳定身体
◎ 主动放松，伸展盆带肌；
◎ 主动放松，伸展髋屈肌；
◎ 伸展髋伸肌；
◎ 伸展背肌、竖棘肌、腰方肌。

步骤3：利用前锯肌肌肉链形成的肌肉束带稳定身体
◎ 主动放松，伸展背肌。

步骤4：动员整个脊柱和胸部进行旋转
◎ 利用斜方肌、背阔肌、前锯肌和胸大肌肌肉链形成的肌肉束带稳定身体。

步骤5：练习从站位到行走体位的稳定性
◎ 通过背阔肌、斜方肌和前锯肌肌肉链稳定身体；
◎ 重点整合臀大肌的作用；
◎ 主动放松，伸展髋屈肌。

步骤6：支撑腿主动向前一步，骨盆与躯干方向旋转
◎ 形成两个功能性的脊柱弯曲；
◎ 利用斜方肌、背阔肌、前锯肌和胸大肌肌肉链形成的肌肉束带牵伸脊柱。

步骤7：协调步态
◎ 通过斜方肌、背阔肌、前锯肌和胸大肌肌肉链稳定身体；
◎ 强化臀肌和盆底肌；
◎ 将身体重心前移至支撑腿；
◎ 伸臂、伸腿；
◎ 上下肢做相反运动；
◎ 骨盆和胸部反向旋转；
◎ 练习快速行走。

步骤8：6个稳定斜方肌、背阔肌、前锯肌和胸大肌肌肉链的下肢训练
◎ 下肢肌肉实现协调；
◎ 主动收展下肢，同时上肢做相反运动；
◎ 主动屈伸髋关节，同时上肢做相反运动；
◎ 主动屈伸膝关节。

步骤9：利用斜方肌、背阔肌、前锯肌和胸大肌肌肉链稳定身体，依靠支撑杆行走
◎ 身体直立；
◎ 在肌肉束带的约束下做伸展运动；
◎ 在支撑杆的协助下，骨盆与胸部反向旋转，同时上肢与骨盆做相反运动。

步骤10：利用斜方肌、背阔肌、前锯肌和胸大肌肉链稳定行走
◎ 身体直立；
◎ 在肌肉束带的约束下做伸展运动；
◎ 骨盆与胸部反向旋转，同时上肢与骨盆做相反运动；
◎ 动员腰骶关节和髋关节。

步骤11：针对斜方肌和背阔肌进行稳定训练，牵伸背肌，特别强调将每一个脊柱节段调动至屈曲体位

步骤12：稳定站立体位，牵伸颈部肌肉和肩关节
◎ 伸展在肩关节周围、连接臂骨与肩胛骨和胸廓的肌肉；
◎ 利用肢体伸展侧的牵拉和内收，稳定站立体位；
◎ 向两侧、向前伸展颈后部。

步骤13：动员整个脊柱旋转，特别强调肩带肌的运动
◎ 颈胸过渡区和肩关节；
◎ 3个横"8"字。

步骤14：动员整个脊柱屈曲，特别强调盆带肌的运动
◎ 伸展髋部的伸肌和屈肌；
◎ 动员腰骶关节和髋关节。

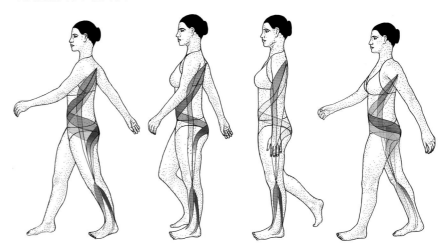

恢复失调和失稳的步态

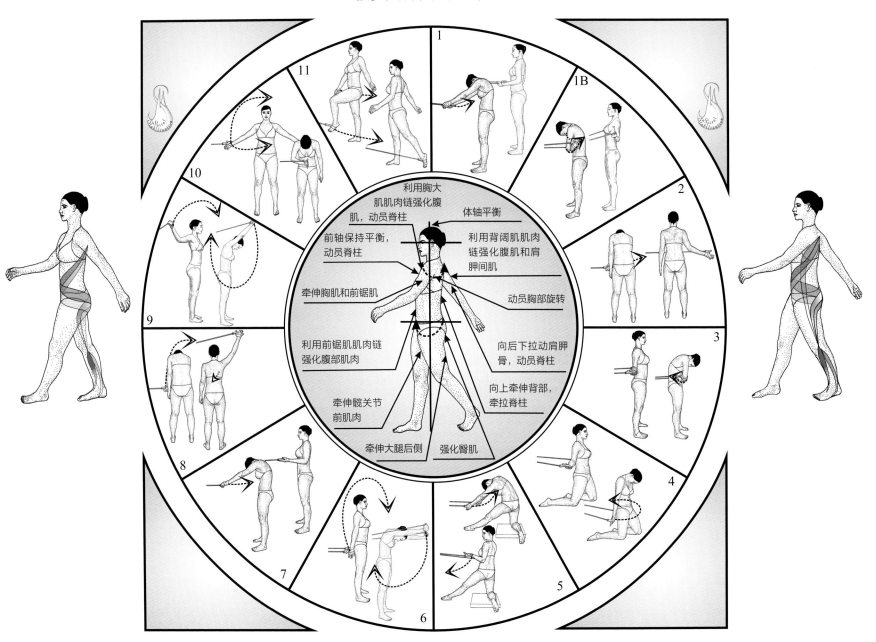

中央圆盘文字：

利用胸大肌肌肉链强化腹肌，动员脊柱

体轴平衡

前轴保持平衡，动员脊柱

利用背阔肌肌肉链强化腹肌和肩胛间肌

牵伸胸肌和前锯肌

动员胸部旋转

利用前锯肌肌肉链强化腹部肌肉

向后下拉动肩胛骨，动员脊柱

牵伸髋关节前肌肉

向上牵伸背部，牵拉脊柱

牵伸大腿后侧

强化臀肌

基础站位训练

进阶动作　牵伸背部——竖脊肌和腰方肌

训练1

基础坐位训练

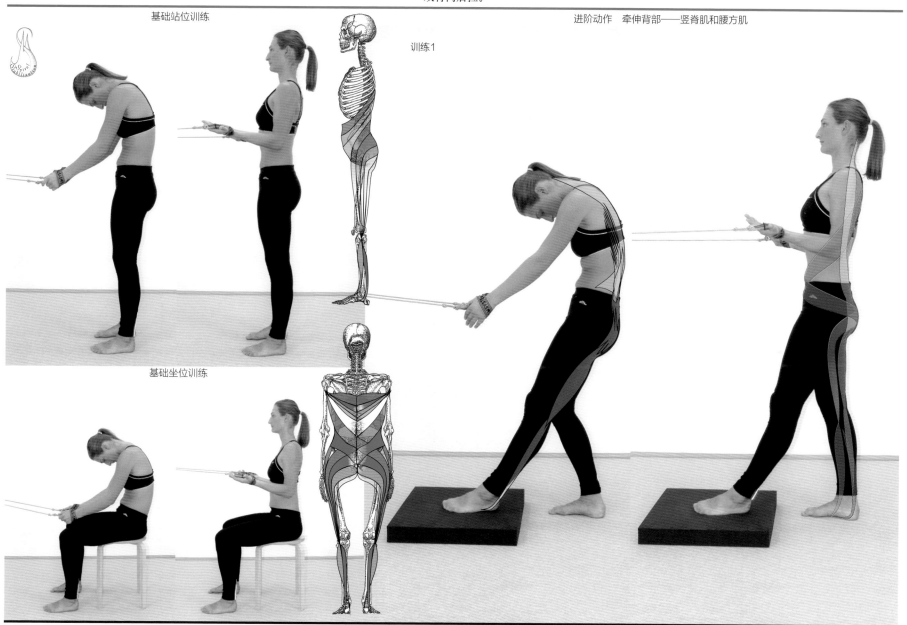

基础站位训练

进阶动作　牵伸背部——竖脊肌和腰方肌

训练2

基础坐位训练

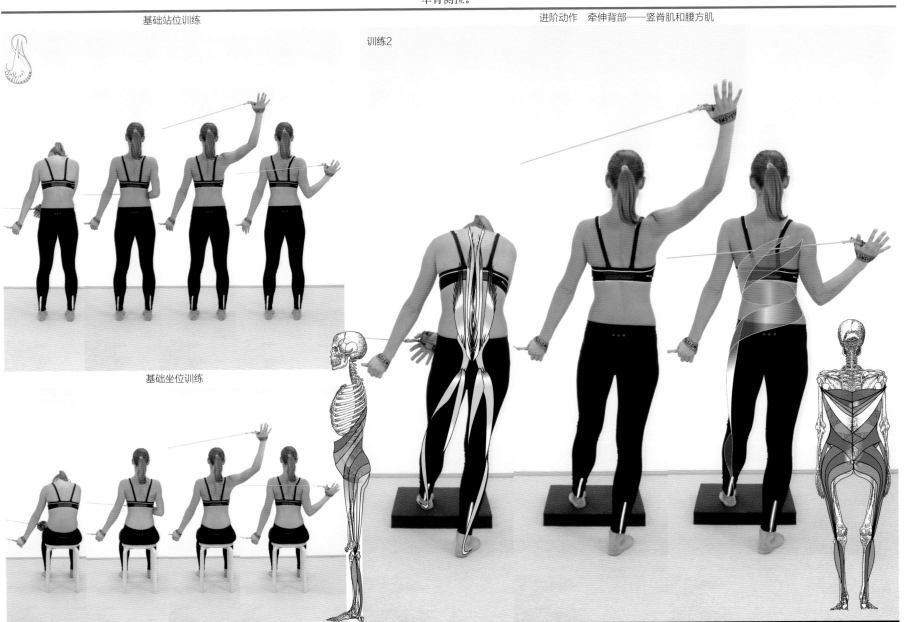

步骤1　形成斜方肌和背阔肌肌肉束带的3个训练——主动放松和牵伸肩部前上肌群

向后打开双臂，然后牵拉两侧肩胛骨相互靠近。

基础站位训练

训练3

进阶动作　牵伸背部——竖脊肌和腰方肌

基础坐位训练

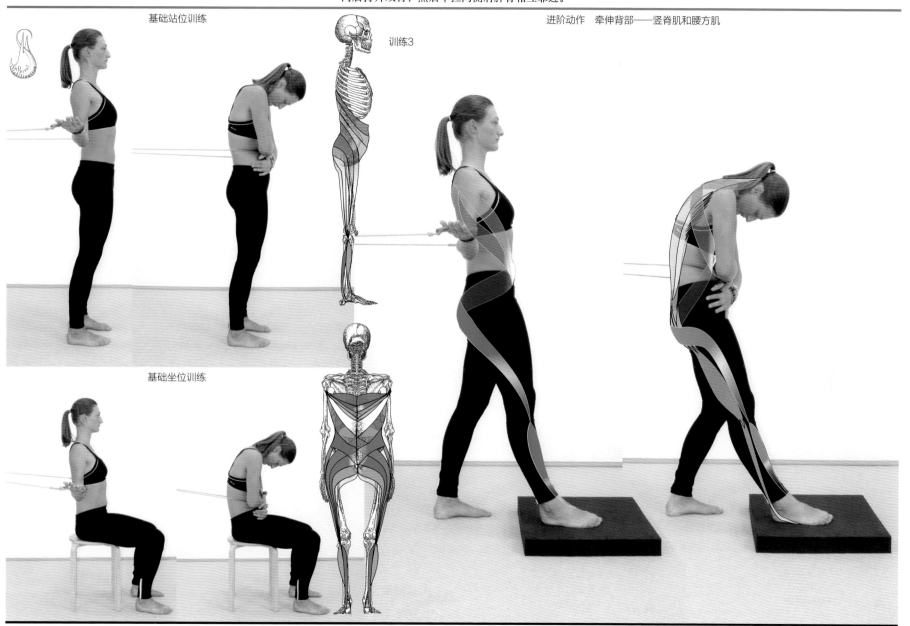

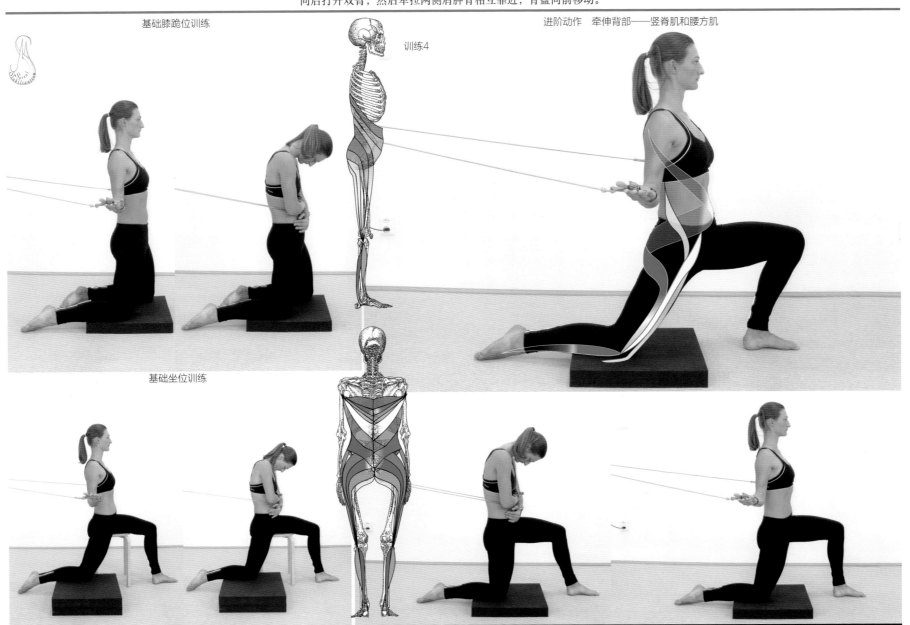

基础膝跪位训练

训练4

进阶动作 牵伸背部——竖脊肌和腰方肌

基础坐位训练

步骤2　稳定斜方肌和背阔肌、牵伸骨盆的2个训练——牵伸髋伸肌、竖脊肌和腰方肌

从主动体位逐渐向前卷曲身体，前额朝向膝盖。

基础膝跪位训练

进阶动作　牵伸背部（竖脊肌和腰方肌）、胸部和颈部

训练5

基础坐位训练

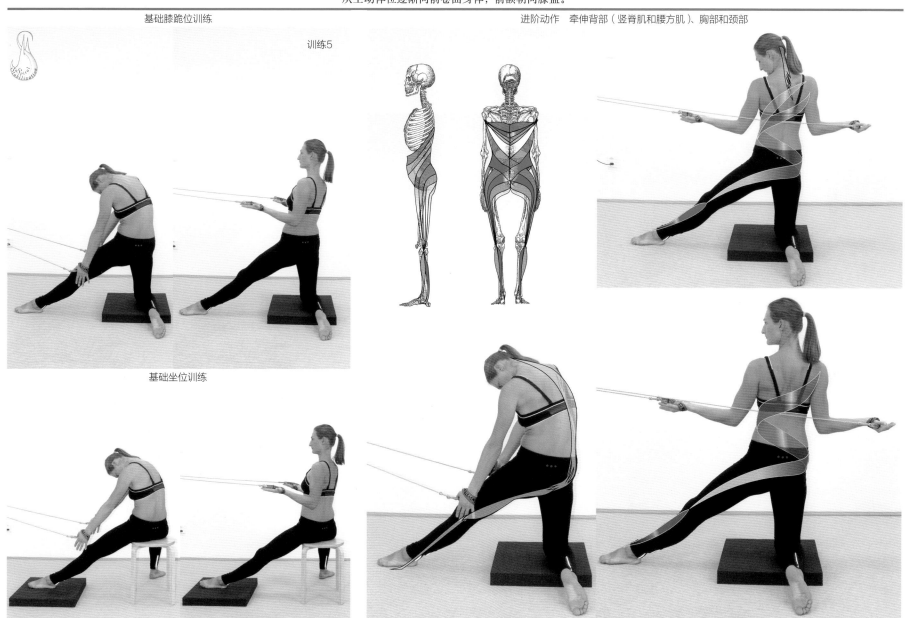

步骤3 稳定前锯肌的1个训练——主动放松和牵伸背部肌肉
主动地、逐节段地向前弯腰，背部拱起。

基础站位训练

进阶动作 牵伸背部（竖脊肌和腰方肌）、胸部和颈部

训练6

基础坐位训练

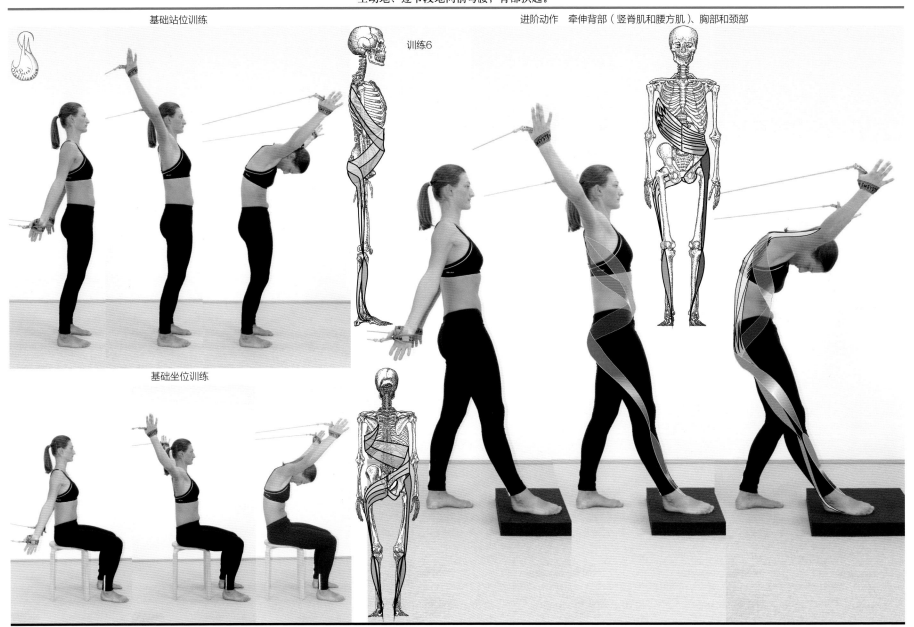

步骤4 稳定斜方肌、背阔肌、前锯肌和胸大肌,动员整个脊柱和胸部的4个训练
单腿前伸,单臂旋转训练。

稳定斜方肌、背阔肌

训练7

稳定斜方肌、背阔肌

训练8

稳定前锯肌

训练9

稳定胸大肌

训练10

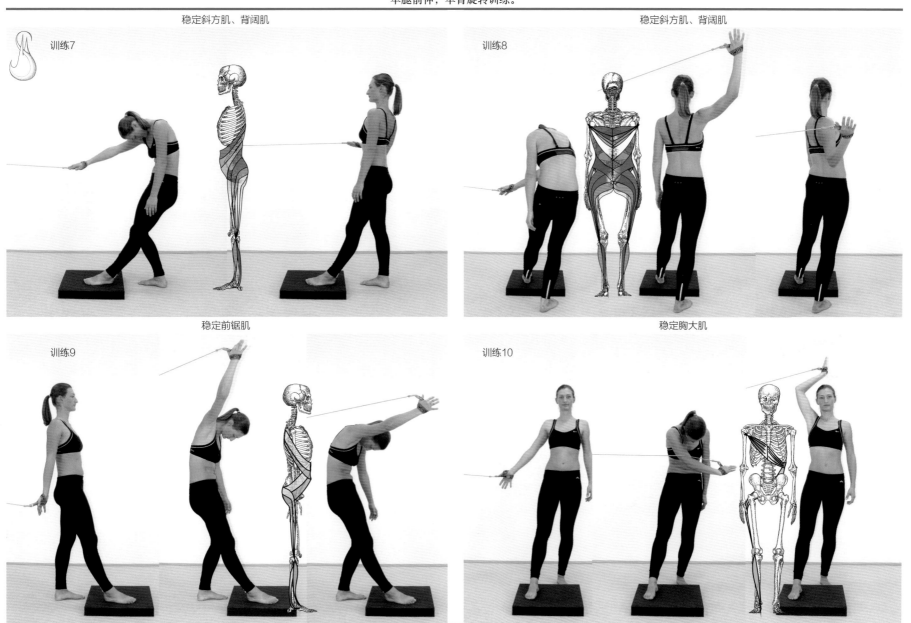

稳定斜方肌、背阔肌　　　　　　　　　　　　　　　　　　　稳定斜方肌、背阔肌

训练1　　　　　　　　　　　　　　　　　　　　　　　　　训练2

稳定斜方肌、背阔肌　　　　　　　　　　　　　　　　　　　稳定前锯肌

训练3　　　　　　　　　　　　　　　　　　　　　　　　　训练6

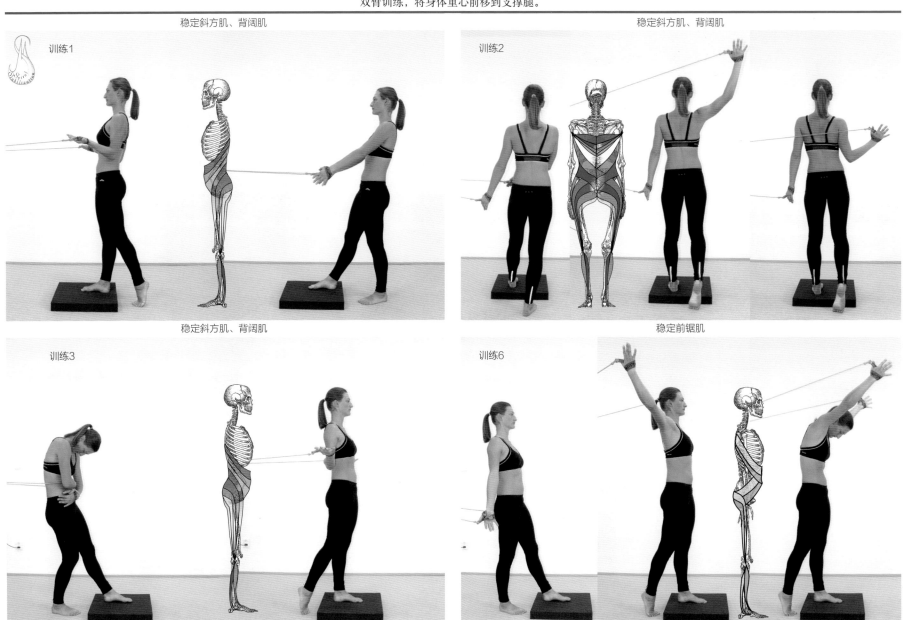

步骤6　稳定斜方肌、背阔肌、前锯肌和胸大肌的4个训练——练习从站立到行走的稳定性，向前迈步的同时旋转骨盆
单臂训练，将身体重心前移至支撑腿，主动向前迈步。

稳定斜方肌、背阔肌

训练7

稳定斜方肌、背阔肌

训练8

稳定前锯肌

训练9

稳定胸大肌

训练10

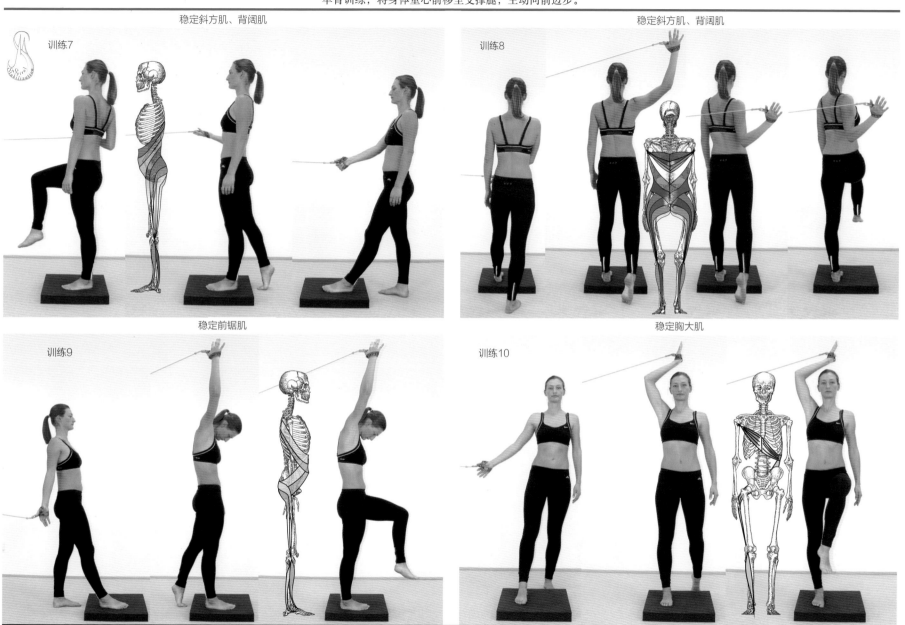

步骤7　稳定斜方肌、背阔肌、前锯肌和胸大肌的1个训练——步态的协调分4个阶段，强化臀肌和盆底肌

将身体重心前移至支撑腿，伸展上肢，伸展下肢。

稳定斜方肌、背阔肌

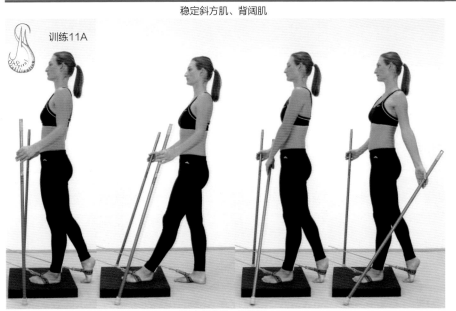

训练11A

稳定斜方肌、背阔肌

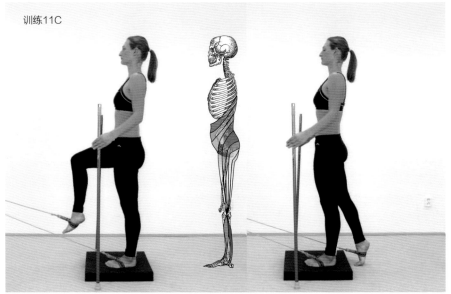

训练11C

稳定斜方肌、背阔肌

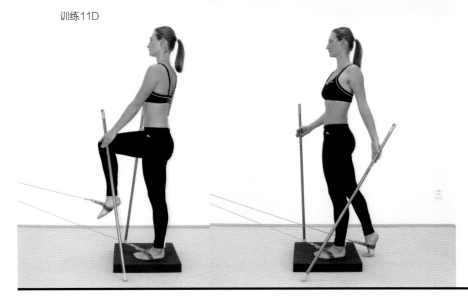

训练11D

稳定斜方肌、背阔肌、前锯肌和胸大肌

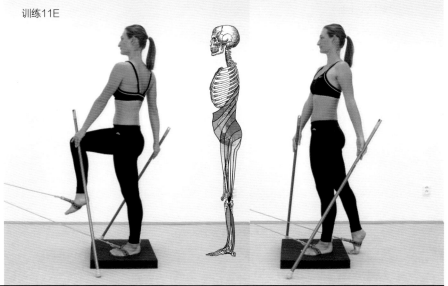

训练11E

步骤8　稳定斜方肌、背阔肌、前锯肌和胸大肌的6个下肢训练——实现腿部肌肉协调

下肢主动屈伸，同侧上肢做相反运动。

稳定斜方肌、背阔肌、前锯肌和胸大肌　　　　　　　　　　　　　　　　　　　　　　稳定斜方肌、背阔肌、前锯肌和胸大肌

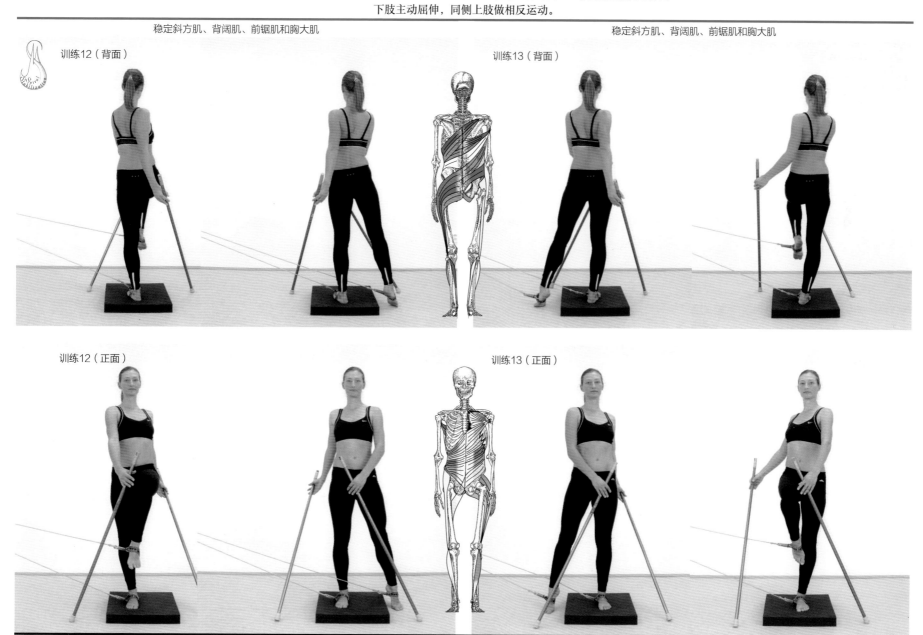

训练12（背面）　　　　　　　　　　　　　　　训练13（背面）

训练12（正面）　　　　　　　　　　　　　　　训练13（正面）

步骤8　稳定斜方肌、背阔肌、前锯肌和胸大肌的6个下肢训练——实现腿部肌肉协调

下肢主动弯曲和伸展，同侧上肢做相反运动。

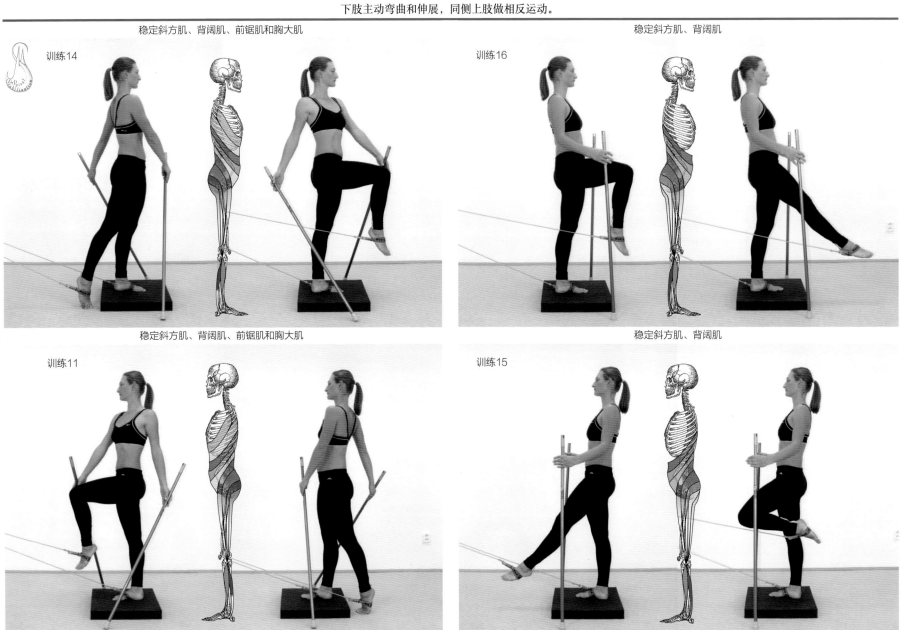

稳定斜方肌、背阔肌、前锯肌和胸大肌

训练14

稳定斜方肌、背阔肌

训练16

稳定斜方肌、背阔肌、前锯肌和胸大肌

训练11

稳定斜方肌、背阔肌

训练15

步骤9　稳定斜方肌、背阔肌、前锯肌和胸大肌，支撑杆协助行走，身体直立，在肌肉束带的约束下做伸展运动

在行走的同时，同侧上肢做相反运动。在支撑杆的协助下，骨盆与胸部反向旋转。

单腿支撑站立
必须依靠上肢的伸展运动来稳定

双腿支撑站立

单腿支撑站立
必须依靠上肢的伸展运动来稳定

双腿支撑站立

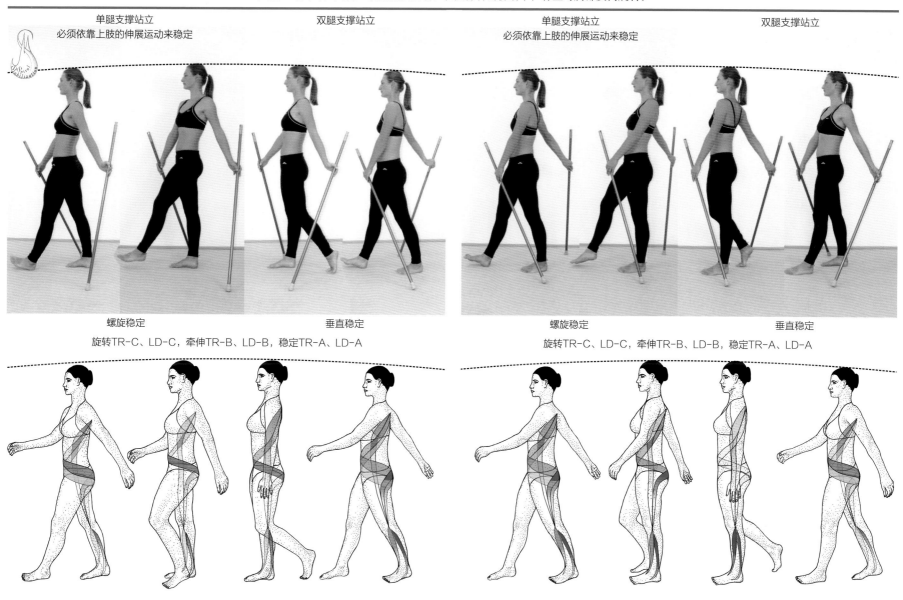

螺旋稳定　　　　　　　　　　　　垂直稳定
旋转TR-C、LD-C，牵伸TR-B、LD-B，稳定TR-A、LD-A

螺旋稳定　　　　　　　　　　　　垂直稳定
旋转TR-C、LD-C，牵伸TR-B、LD-B，稳定TR-A、LD-A

步骤10　稳定斜方肌、背阔肌、前锯肌和胸大肌，身体直立行走，在肌肉束带的约束下做伸展运动

在行走的同时，同侧上肢做相反运动，骨盆与胸部反向旋转。

单腿支撑站立	双腿支撑站立	单腿支撑站立	双腿支撑站立
必须依靠上肢的伸展运动来稳定		必须依靠上肢的伸展运动来稳定	

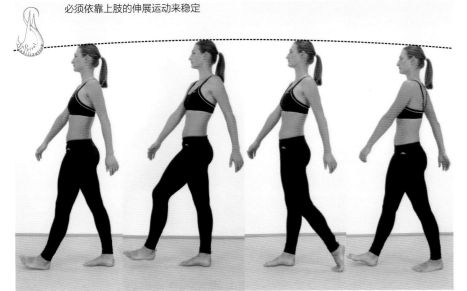 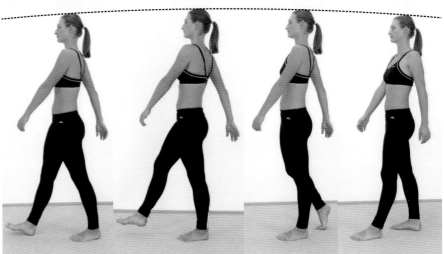

螺旋稳定	垂直稳定	螺旋稳定	垂直稳定

旋转TR-C、LD-C，牵伸TR-B、LD-B，稳定TR-A、LD-A　　　　　　旋转TR-C、LD-C，牵伸TR-B、LD-B，稳定TR-A、LD-A

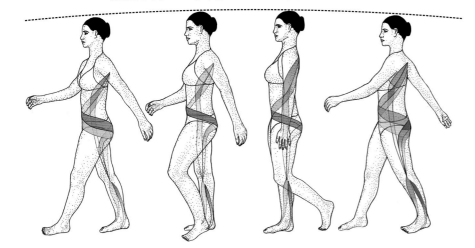 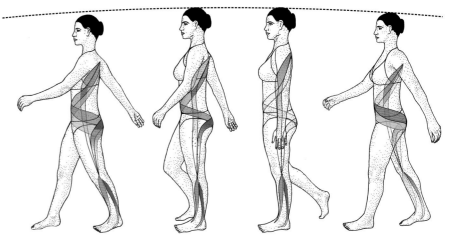

步骤11　稳定斜方肌、背阔肌的训练——牵伸背部肌肉，注重动员脊柱
双臂训练，身体从稳定直立到卷曲，注重动员脊柱的每一个节段。

伸展和动员头颈部　　　　　　　　　　伸展和动员颈胸过渡区　　　　　　　　　　伸展和动员胸部

训练1

伸展和动员下胸部　　　　　　　　　　伸展和动员脊柱　　　　　　　　　　伸展大腿后肌群

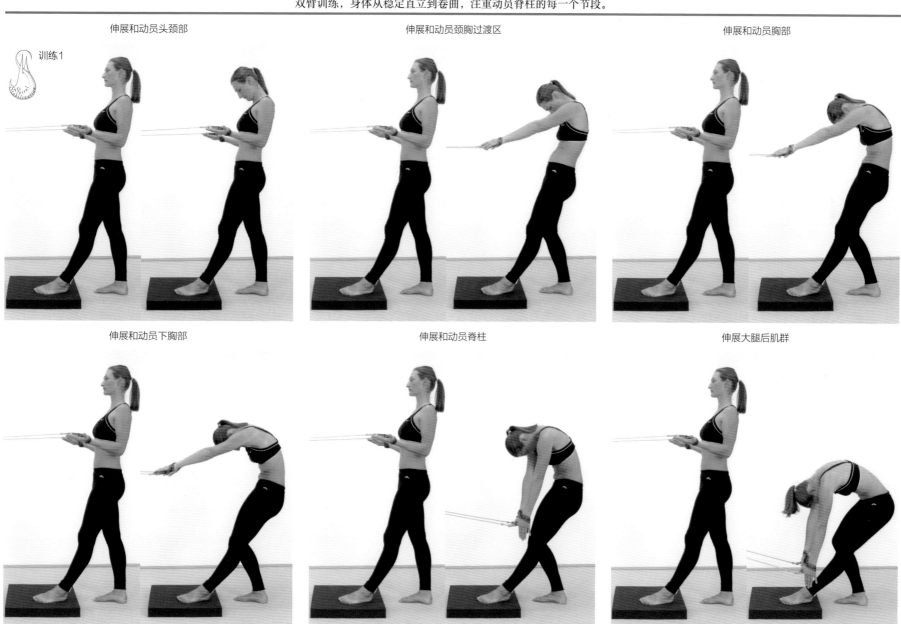

伸展肱三头肌　　　　　　　　　伸展大圆肌　　　　　　　　　伸展背阔肌

训练17A　　　　　　　　　　　训练17B　　　　　　　　　　训练17C

稳定斜方肌、背阔肌　　　　　　伸展后斜角肌　　　　　　　伸展前斜角肌、中斜角肌

训练18A　　　　　　　　　　　训练18B　　　　　　　　　　训练18C

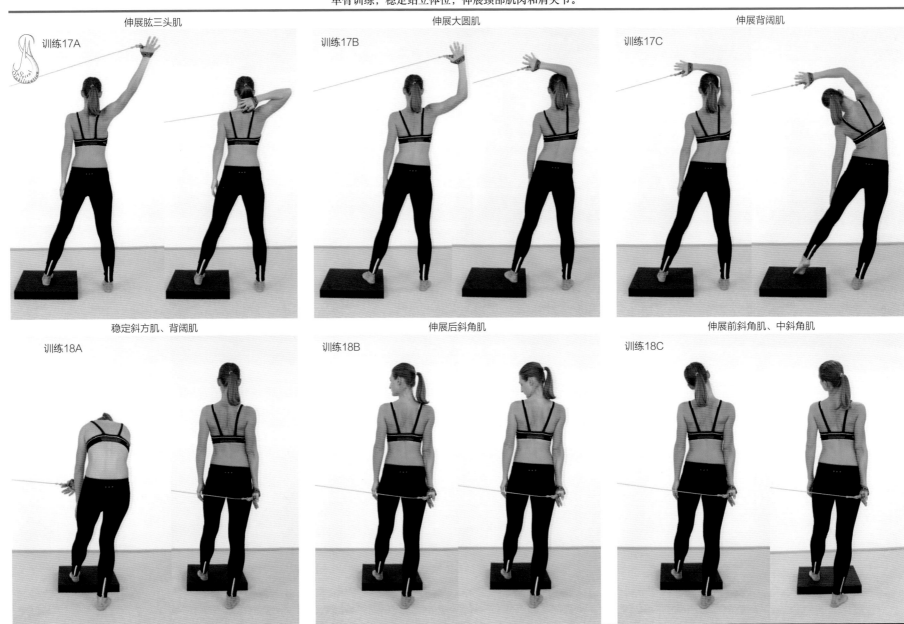

步骤13　针对斜方肌、背阔肌、前锯肌和胸大肌的训练——动员整个脊柱旋转，注重颈胸过渡区和肩关节
单臂侧向进行横"8"字训练。

训练8

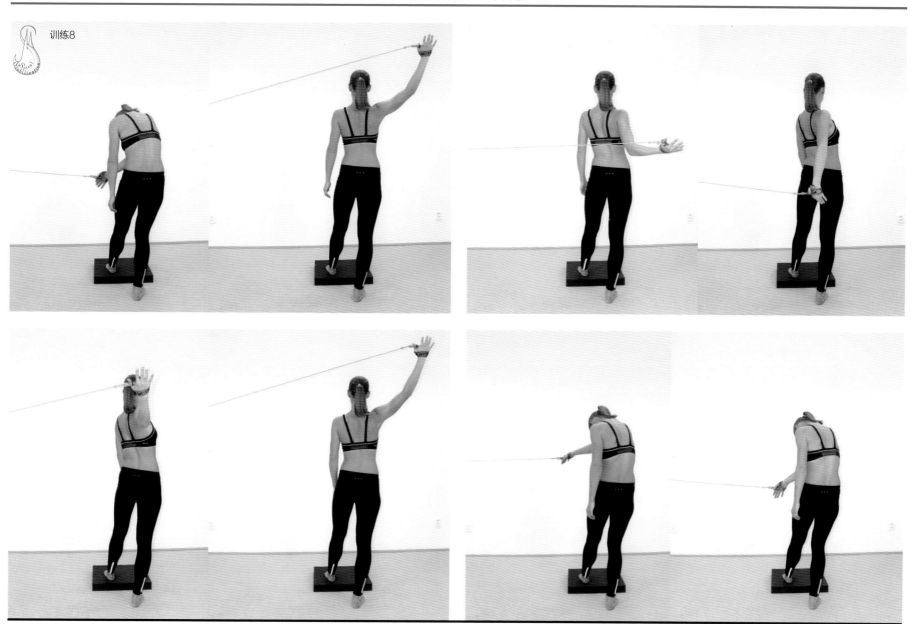

训练9

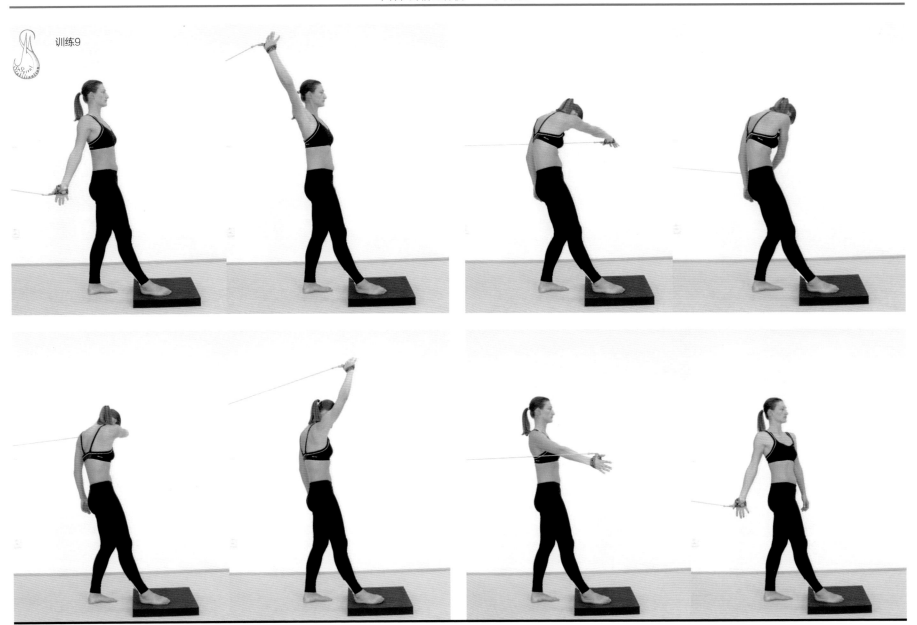

步骤13 针对斜方肌、背阔肌、前锯肌和胸大肌的训练——动员整个脊柱旋转，注重颈胸过渡区和肩关节
单臂在对侧臀部进行横"8"字训练。

训练10

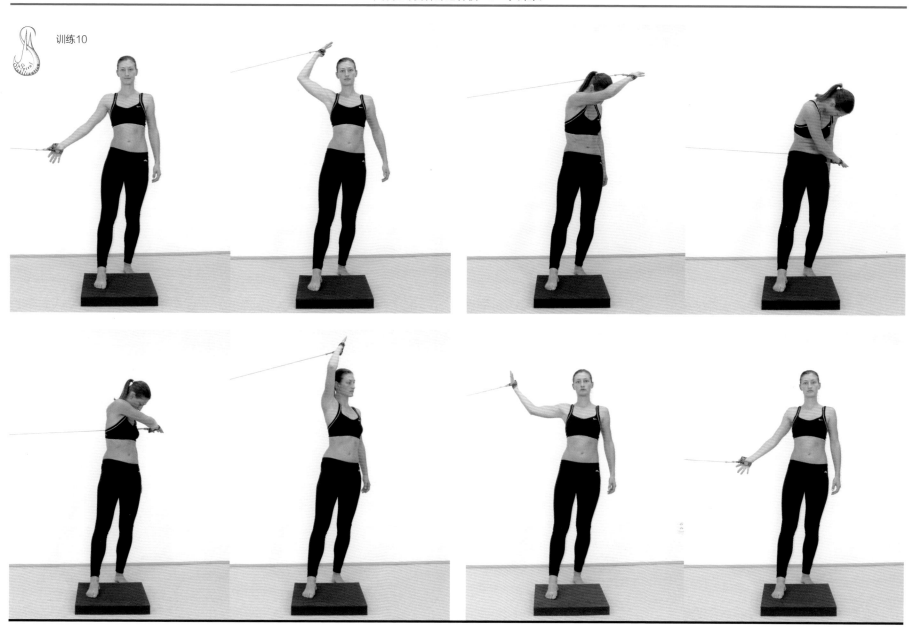

训练4

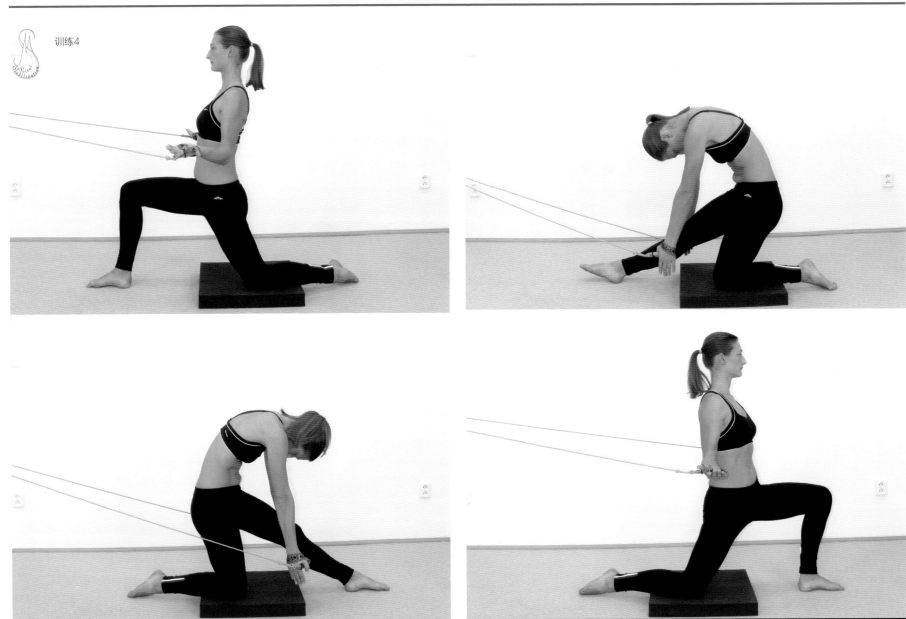

第四章
肌肉链解剖

螺旋稳定的三个重要条件：姿势平衡、肌肉平衡和足够的运动范围

多次获得世界和欧洲自然健美冠军的František Hofman，他的肌肉像钢铁一样强壮，但他没有使用钢铁来锻炼，而是使用了弹力绳。

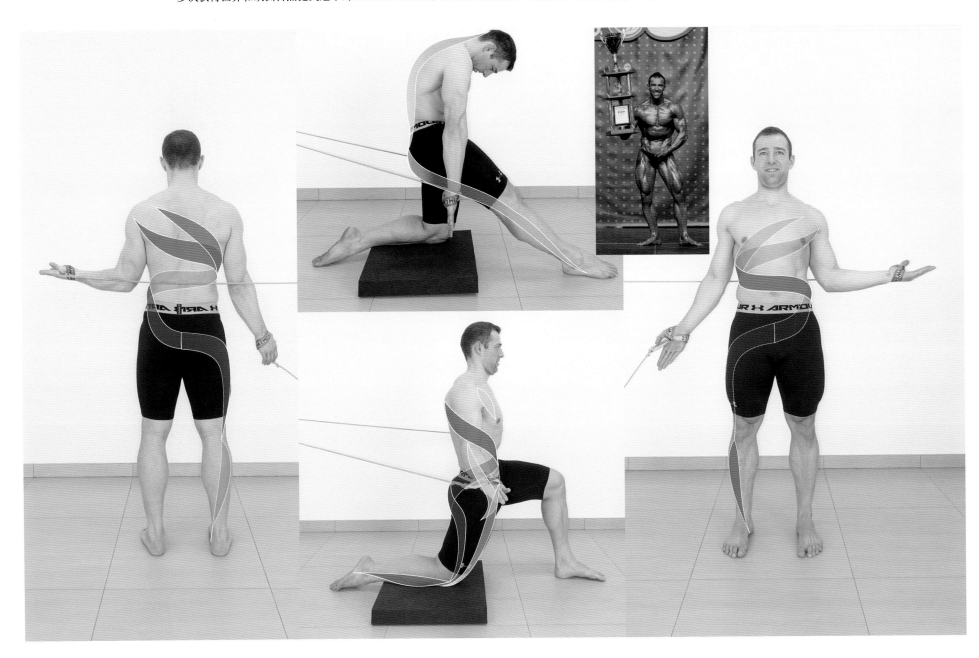

肌肉链

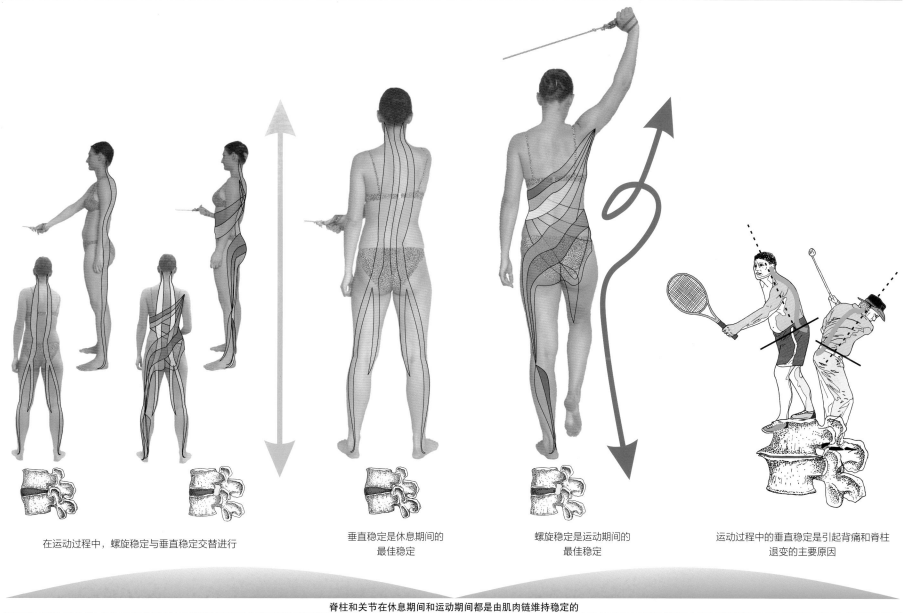

在运动过程中，螺旋稳定与垂直稳定交替进行

垂直稳定是休息期间的
最佳稳定

螺旋稳定是运动期间的
最佳稳定

运动过程中的垂直稳定是引起背痛和脊柱
退变的主要原因

脊柱和关节在休息期间和运动期间都是由肌肉链维持稳定的

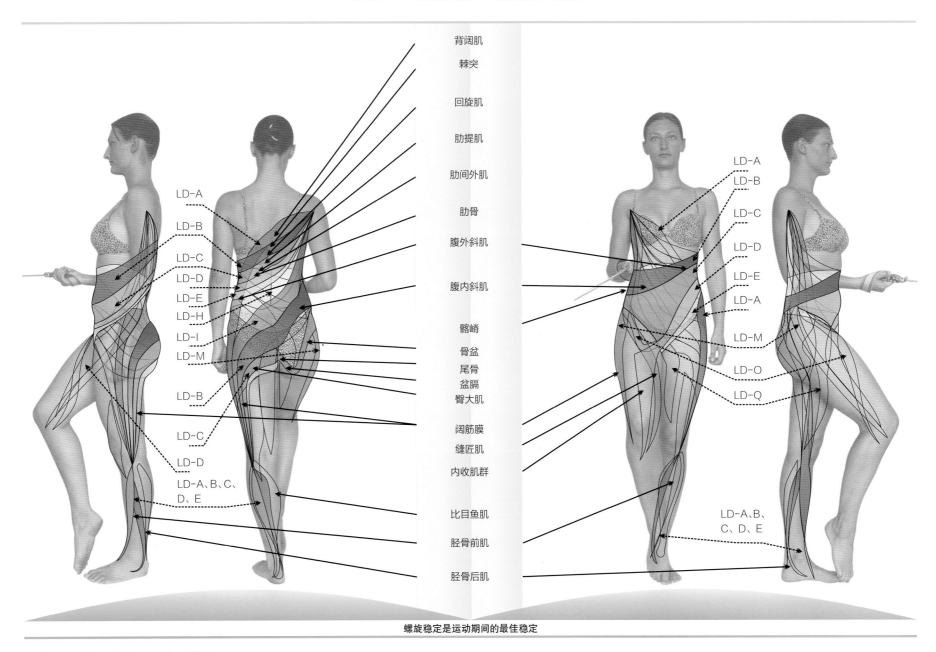

背阔肌
棘突
回旋肌
肋提肌
肋间外肌
肋骨
腹外斜肌
腹内斜肌
髂嵴
骨盆
尾骨
盆膈
臀大肌
阔筋膜
缝匠肌
内收肌群
比目鱼肌
胫骨前肌
胫骨后肌

LD-A
LD-B
LD-C
LD-D
LD-E
LD-H
LD-I
LD-M
LD-B
LD-C
LD-D
LD-A、B、C、D、E

LD-A
LD-B
LD-C
LD-D
LD-E
LD-A
LD-M
LD-O
LD-Q
LD-A、B、C、D、E

螺旋稳定是运动期间的最佳稳定

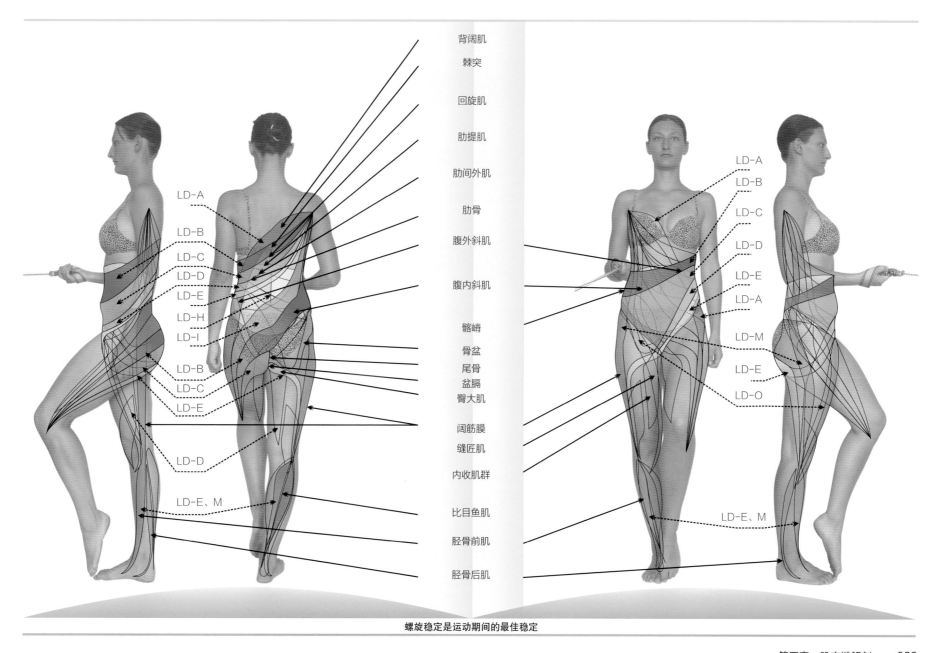

背阔肌

棘突

回旋肌

肋提肌

肋间外肌

肋骨

腹外斜肌

腹内斜肌

髂嵴

骨盆
尾骨
盆膈
臀大肌

阔筋膜
缝匠肌

内收肌群

比目鱼肌

胫骨前肌

胫骨后肌

LD-A
LD-B
LD-C
LD-D
LD-E
LD-H
LD-I
LD-B
LD-C
LD-E
LD-D
LD-E、M

LD-A
LD-B
LD-C
LD-D
LD-E
LD-A
LD-M
LD-E
LD-O
LD-E、M

螺旋稳定是运动期间的最佳稳定

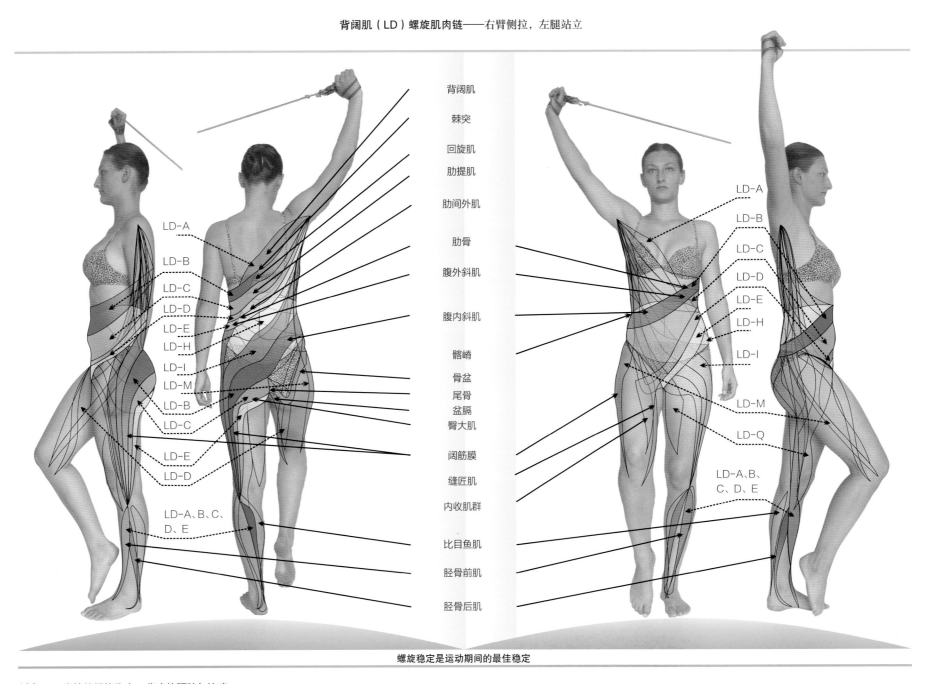

背阔肌

棘突

回旋肌

肋提肌

肋间外肌

肋骨

腹外斜肌

腹内斜肌

髂嵴

骨盆

尾骨

盆膈

臀大肌

阔筋膜

缝匠肌

内收肌群

比目鱼肌

胫骨前肌

胫骨后肌

LD-A
LD-B
LD-C
LD-D
LD-E
LD-H
LD-I
LD-M
LD-B
LD-C
LD-E
LD-D
LD-A、B、C、D、E

LD-A
LD-B
LD-C
LD-D
LD-E
LD-H
LD-I
LD-M
LD-Q
LD-A、B、C、D、E

螺旋稳定是运动期间的最佳稳定

背阔肌（LD）螺旋肌肉链——右臂侧拉，右腿站立

LD-A

LD-B

LD-C

LD-D

LD-E

LD-H

LD-I

LD-B

LD-C

LD-D

LD-E、M

背阔肌

棘突

回旋肌

肋提肌

肋间外肌

肋骨

腹外斜肌

腹内斜肌

髂嵴

骨盆

尾骨

盆膈

臀大肌

阔筋膜

内收肌群

缝匠肌

比目鱼肌

胫骨前肌

胫骨后肌

LD-A

LD-B

LD-C

LD-D

LD-E

LD-A

LD-G

LD-M

LD-Q

LD-O

LD-E

LD-D

LD-E、M

螺旋稳定是运动期间的最佳稳定

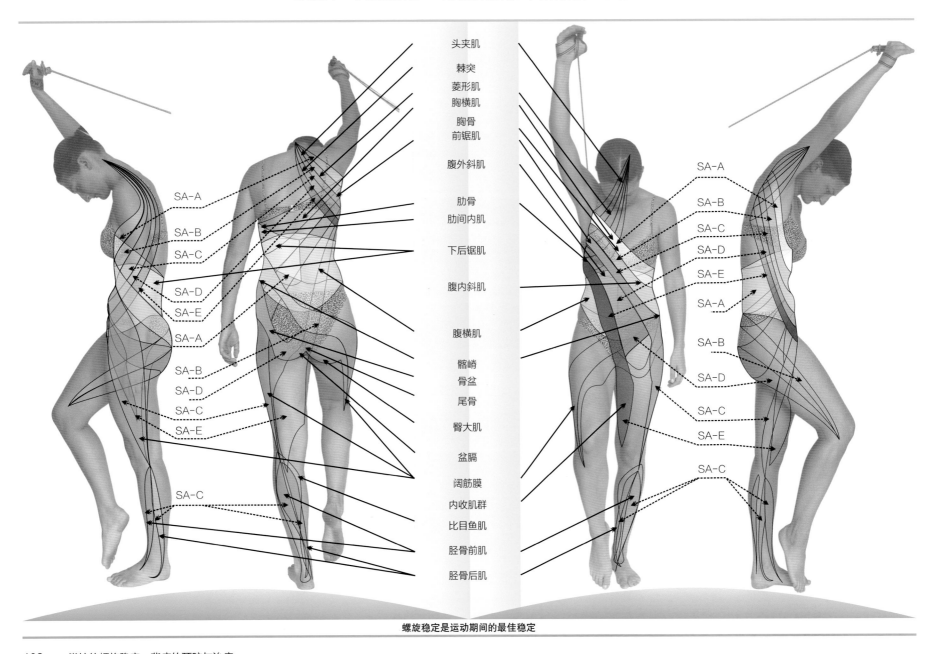

头夹肌

棘突

菱形肌

胸横肌

胸骨

前锯肌

腹外斜肌

肋骨

肋间内肌

下后锯肌

腹内斜肌

腹横肌

髂嵴

骨盆

尾骨

臀大肌

盆膈

阔筋膜

内收肌群

比目鱼肌

胫骨前肌

胫骨后肌

SA-A SA-B SA-C SA-D SA-E SA-A SA-B SA-D SA-C SA-E SA-C

螺旋稳定是运动期间的最佳稳定

前锯肌（SA）螺旋肌肉链——含胸低头朝向骨盆，右臂前伸，右腿站立

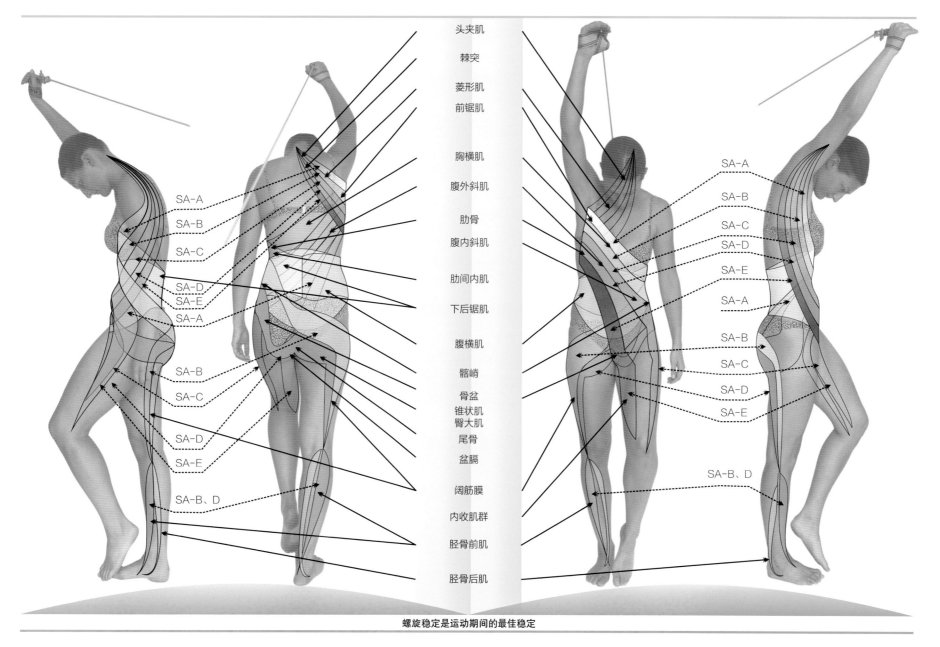

头夹肌

棘突

菱形肌

前锯肌

胸横肌

腹外斜肌

肋骨

腹内斜肌

肋间内肌

下后锯肌

腹横肌

髂嵴

骨盆
锥状肌
臀大肌

尾骨

盆膈

阔筋膜

内收肌群

胫骨前肌

胫骨后肌

SA-A
SA-B
SA-C
SA-D
SA-E
SA-A
SA-B
SA-C
SA-D
SA-E
SA-B、D

SA-A
SA-B
SA-C
SA-D
SA-E
SA-A
SA-B
SA-C
SA-D
SA-E
SA-B、D

螺旋稳定是运动期间的最佳稳定

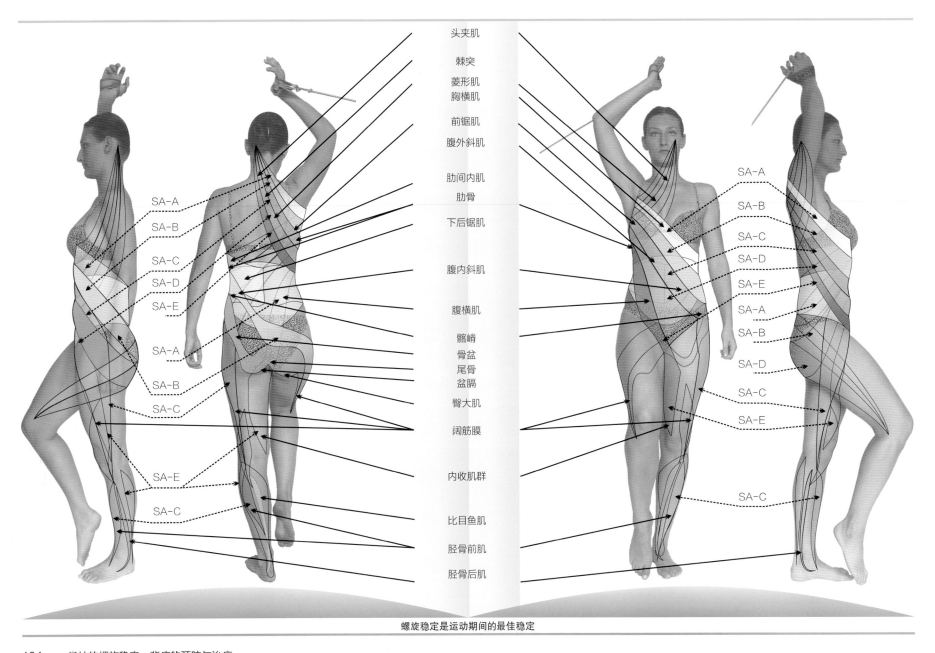

头夹肌

棘突

菱形肌
胸横肌

前锯肌

腹外斜肌

肋间内肌

肋骨

下后锯肌

腹内斜肌

腹横肌

髂嵴
骨盆
尾骨
盆膈

臀大肌

阔筋膜

内收肌群

比目鱼肌

胫骨前肌

胫骨后肌

SA-A
SA-B
SA-C
SA-D
SA-E
SA-A
SA-B
SA-C
SA-E
SA-C

SA-A
SA-B
SA-C
SA-D
SA-E
SA-A
SA-B
SA-D
SA-C
SA-E
SA-C

螺旋稳定是运动期间的最佳稳定

前锯肌（SA）螺旋肌肉链——右臂向身体中轴线方向侧拉过头，右腿站立

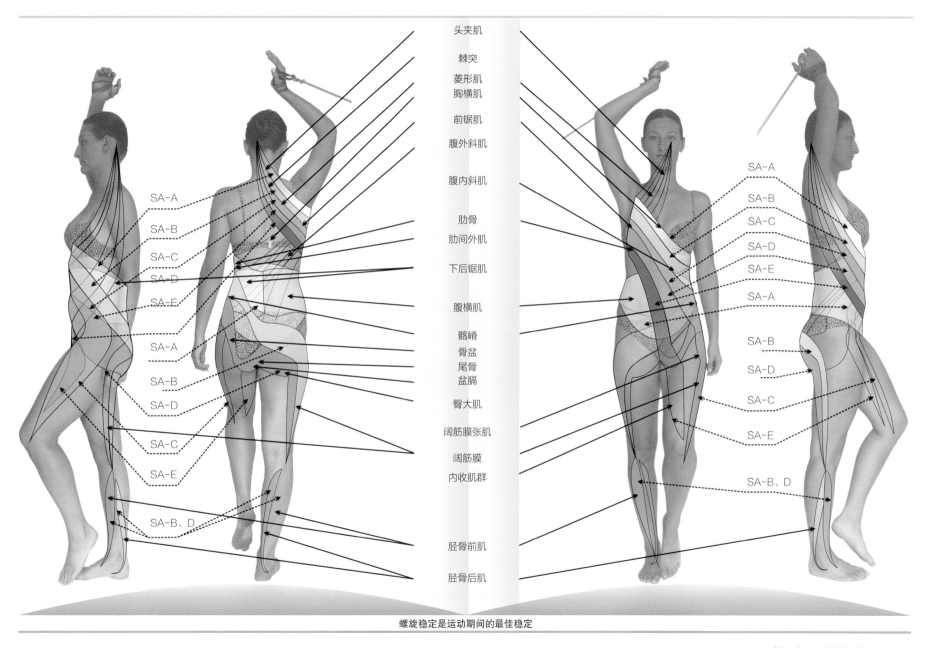

头夹肌
棘突
菱形肌
胸横肌
前锯肌
腹外斜肌
腹内斜肌
肋骨
肋间外肌
下后锯肌
腹横肌
髂嵴
骨盆
尾骨
盆膈
臀大肌
阔筋膜张肌
阔筋膜
内收肌群
胫骨前肌
胫骨后肌

SA-A
SA-B
SA-C
SA-D
SA-E
SA-A
SA-B
SA-D
SA-C
SA-E
SA-B、D

SA-A
SA-B
SA-C
SA-D
SA-E
SA-A
SA-B
SA-D
SA-C
SA-E
SA-B、D

螺旋稳定是运动期间的最佳稳定

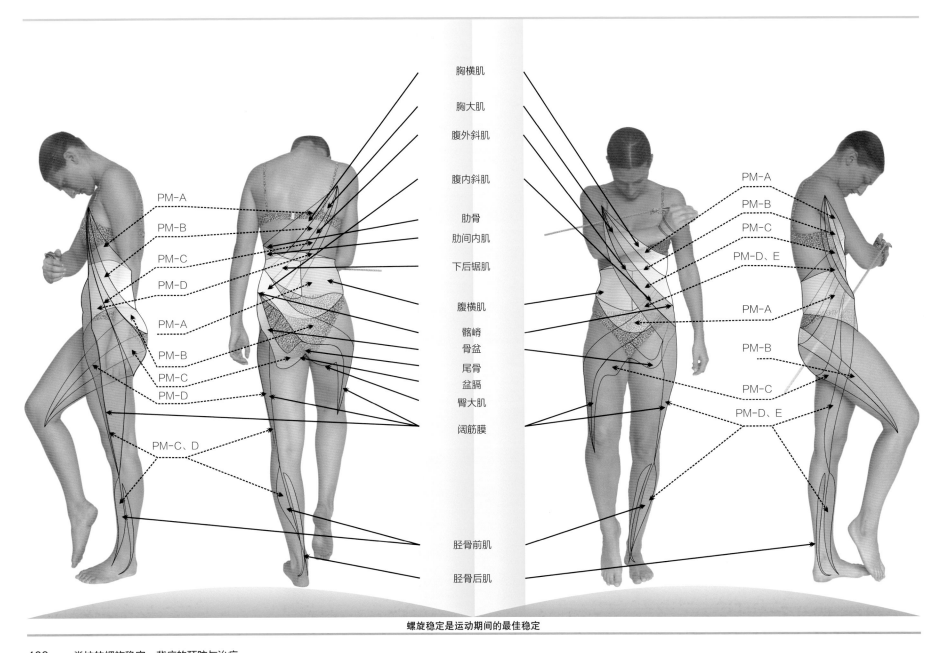

胸横肌
胸大肌
腹外斜肌
腹内斜肌
肋骨
肋间内肌
下后锯肌
腹横肌
髂嵴
骨盆
尾骨
盆膈
臀大肌
阔筋膜
胫骨前肌
胫骨后肌

PM-A
PM-B
PM-C
PM-D
PM-A
PM-B
PM-C
PM-D
PM-C、D

PM-A
PM-B
PM-C
PM-D、E
PM-A
PM-B
PM-C
PM-D、E

螺旋稳定是运动期间的最佳稳定

胸大肌（PM）螺旋肌肉链——右手于胸前侧拉，右腿站立

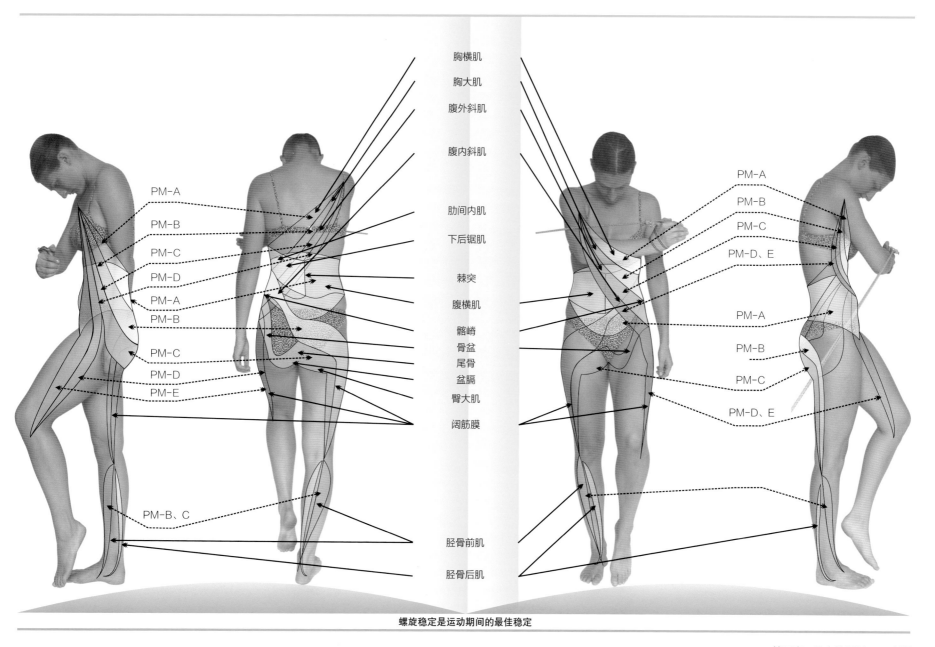

胸横肌

胸大肌

腹外斜肌

腹内斜肌

肋间内肌

下后锯肌

棘突

腹横肌

髂嵴

骨盆

尾骨

盆膈

臀大肌

阔筋膜

胫骨前肌

胫骨后肌

PM-A

PM-B

PM-C

PM-D

PM-A

PM-B

PM-C

PM-D

PM-E

PM-B、C

PM-A

PM-B

PM-C

PM-D、E

PM-A

PM-B

PM-C

PM-D、E

螺旋稳定是运动期间的最佳稳定

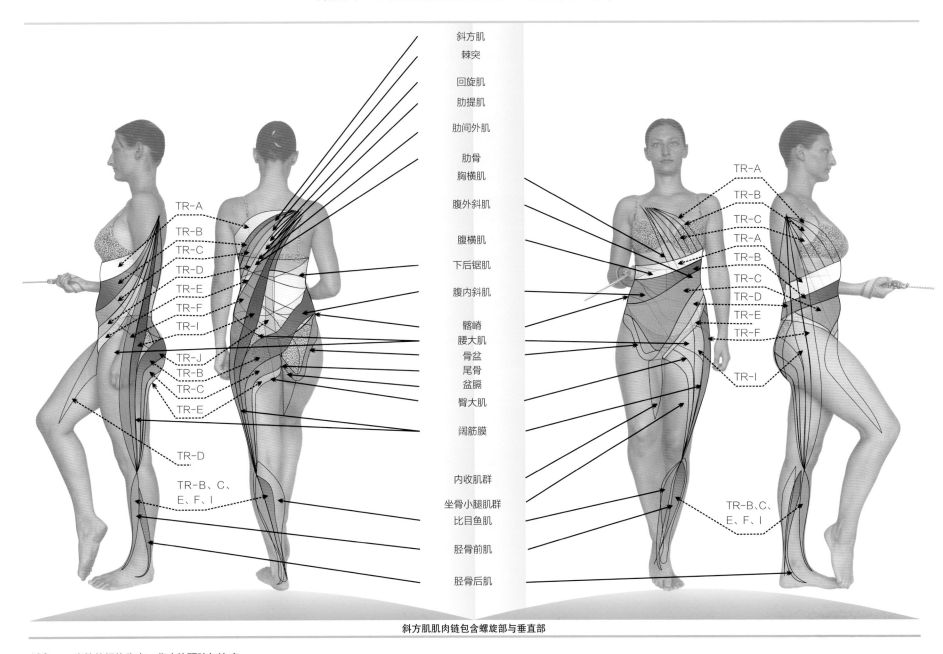

斜方肌
棘突
回旋肌
肋提肌
肋间外肌
肋骨
胸横肌
腹外斜肌
腹横肌
下后锯肌
腹内斜肌
髂嵴
腰大肌
骨盆
尾骨
盆膈
臀大肌
阔筋膜
内收肌群
坐骨小腿肌群
比目鱼肌
胫骨前肌
胫骨后肌

TR-A
TR-B
TR-C
TR-D
TR-E
TR-F
TR-I
TR-J
TR-B
TR-C
TR-E
TR-D
TR-B、C、E、F、I

TR-A
TR-B
TR-C
TR-A
TR-B
TR-C
TR-D
TR-E
TR-F
TR-I
TR-B、C、E、F、I

斜方肌肌肉链包含螺旋部与垂直部

斜方肌（TR）螺旋肌肉链与垂直肌肉链——右手后拉，右腿站立

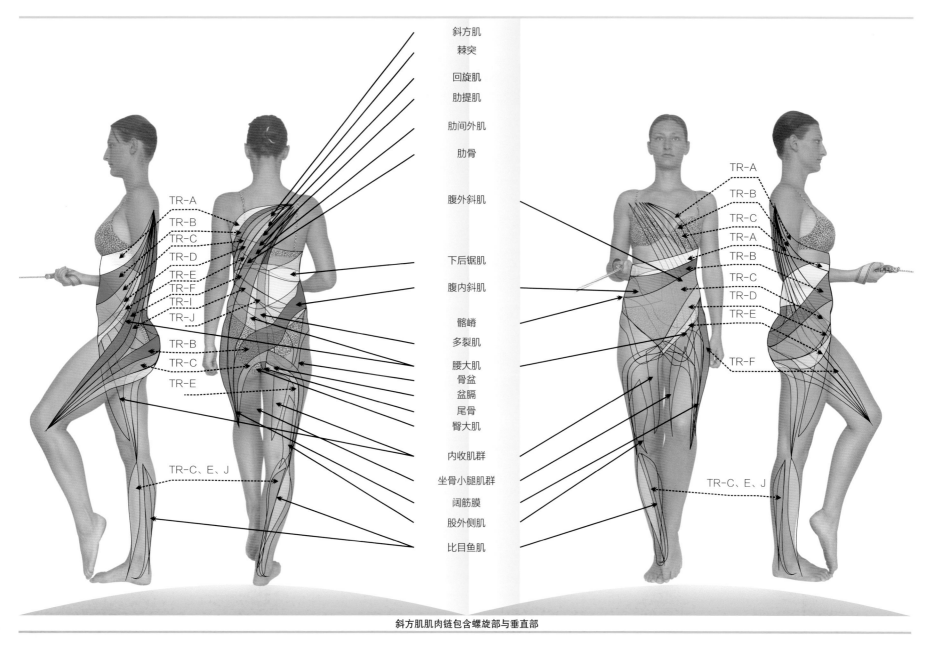

斜方肌

棘突

回旋肌

肋提肌

肋间外肌

肋骨

腹外斜肌

下后锯肌

腹内斜肌

髂嵴

多裂肌

腰大肌

骨盆

盆膈

尾骨

臀大肌

内收肌群

坐骨小腿肌群

阔筋膜

股外侧肌

比目鱼肌

TR-A
TR-B
TR-C
TR-D
TR-E
TR-F
TR-I
TR-J
TR-B
TR-C
TR-E
TR-C、E、J

TR-A
TR-B
TR-C
TR-A
TR-B
TR-C
TR-D
TR-E
TR-F
TR-C、E、J

斜方肌肌肉链包含螺旋部与垂直部

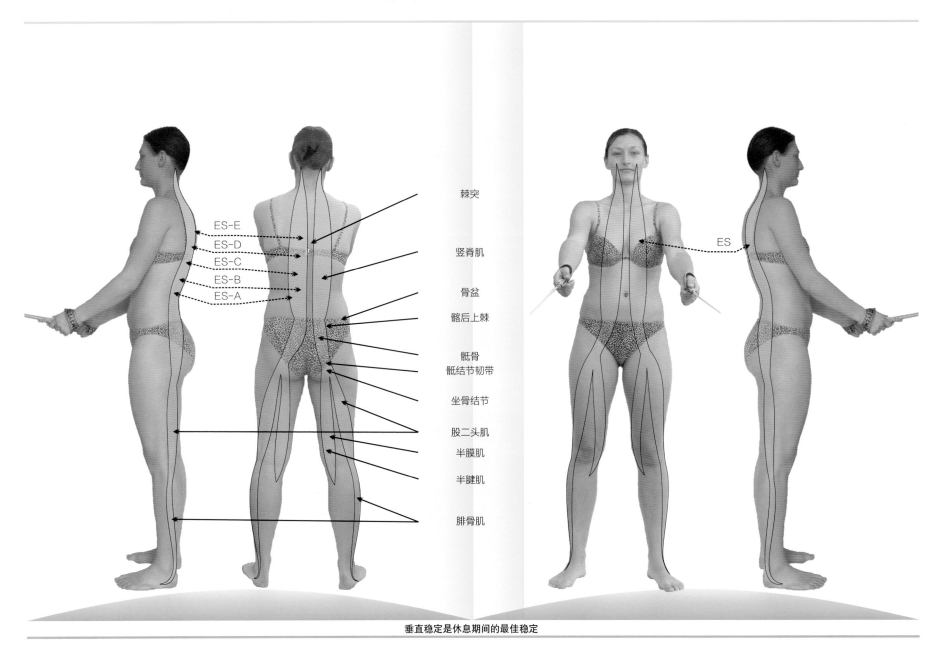

ES-E
ES-D
ES-C
ES-B
ES-A

ES

棘突

竖脊肌

骨盆

髂后上棘

骶骨
骶结节韧带

坐骨结节

股二头肌

半膜肌

半腱肌

腓骨肌

垂直稳定是休息期间的最佳稳定

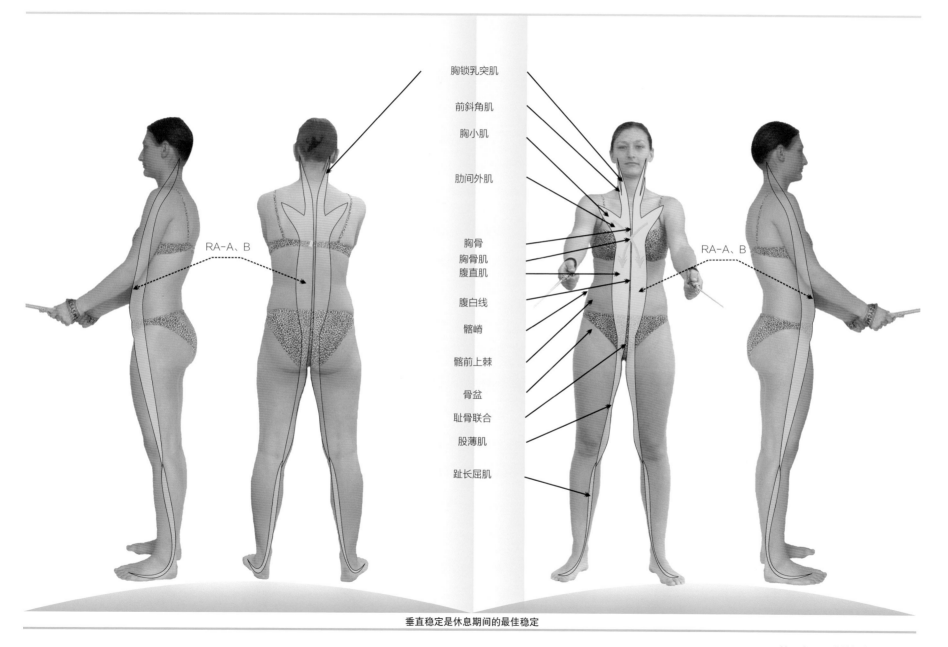

胸锁乳突肌

前斜角肌

胸小肌

肋间外肌

胸骨
胸骨肌
腹直肌

腹白线

髂嵴

髂前上棘

骨盆

耻骨联合

股薄肌

趾长屈肌

RA-A、B

RA-A、B

垂直稳定是休息期间的最佳稳定

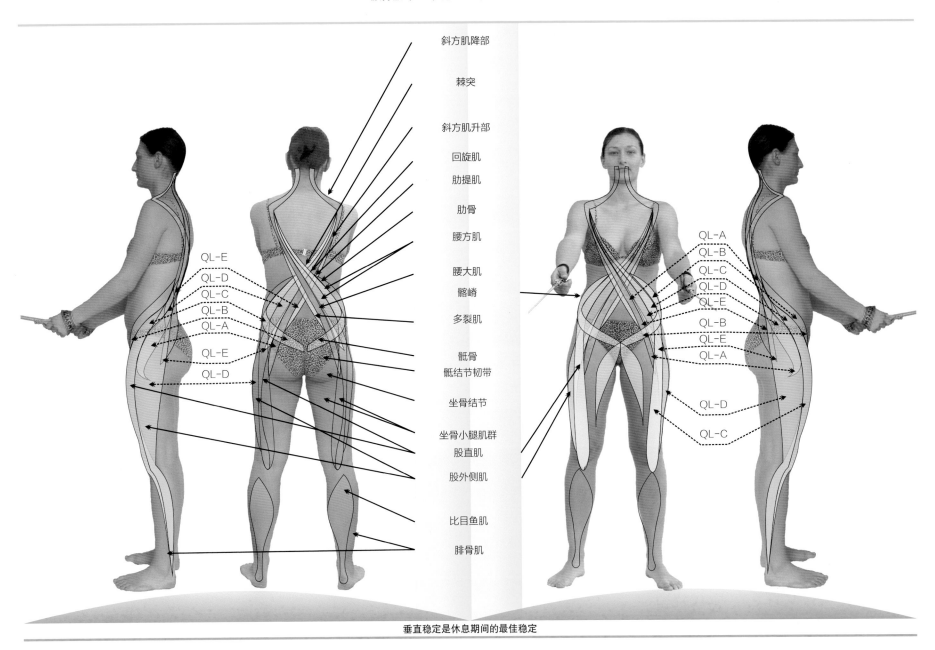

斜方肌降部

棘突

斜方肌升部

回旋肌

肋提肌

肋骨

腰方肌

腰大肌

髂嵴

多裂肌

骶骨

骶结节韧带

坐骨结节

坐骨小腿肌群

股直肌

股外侧肌

比目鱼肌

腓骨肌

QL-E
QL-D
QL-C
QL-B
QL-A
QL-E
QL-D

QL-A
QL-B
QL-C
QL-D
QL-E
QL-B
QL-E
QL-A
QL-D
QL-C

垂直稳定是休息期间的最佳稳定

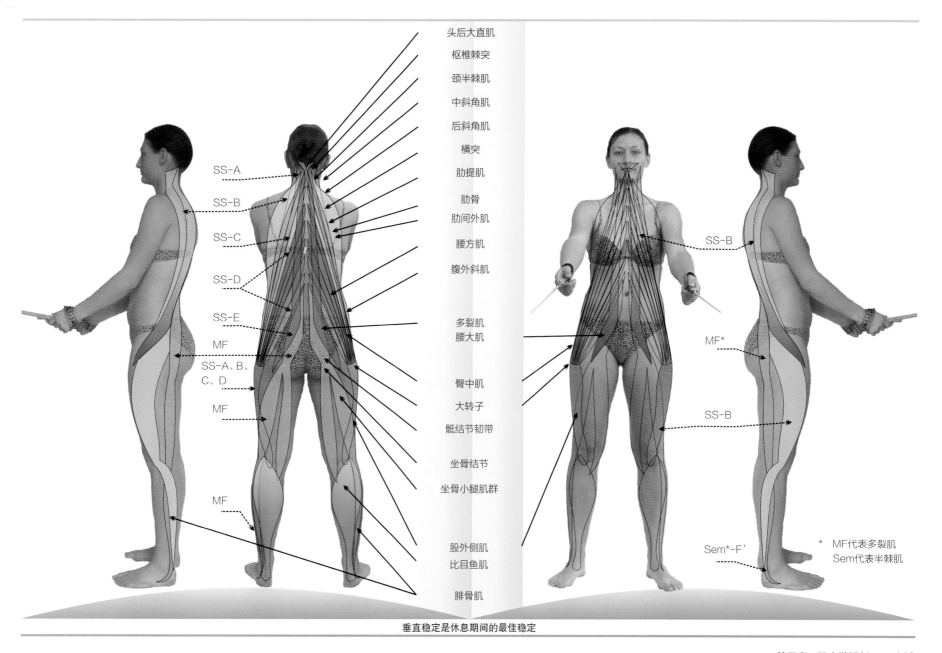

SS-A

SS-B

SS-C

SS-D

SS-E

MF

SS-A、B、
C、D

MF

MF

头后大直肌

枢椎棘突

颈半棘肌

中斜角肌

后斜角肌

横突

肋提肌

肋骨

肋间外肌

腰方肌

腹外斜肌

多裂肌
腰大肌

臀中肌

大转子

骶结节韧带

坐骨结节

坐骨小腿肌群

股外侧肌

比目鱼肌

腓骨肌

SS-B

MF*

SS-B

Sem*-F'

* MF代表多裂肌
Sem代表半棘肌

垂直稳定是休息期间的最佳稳定

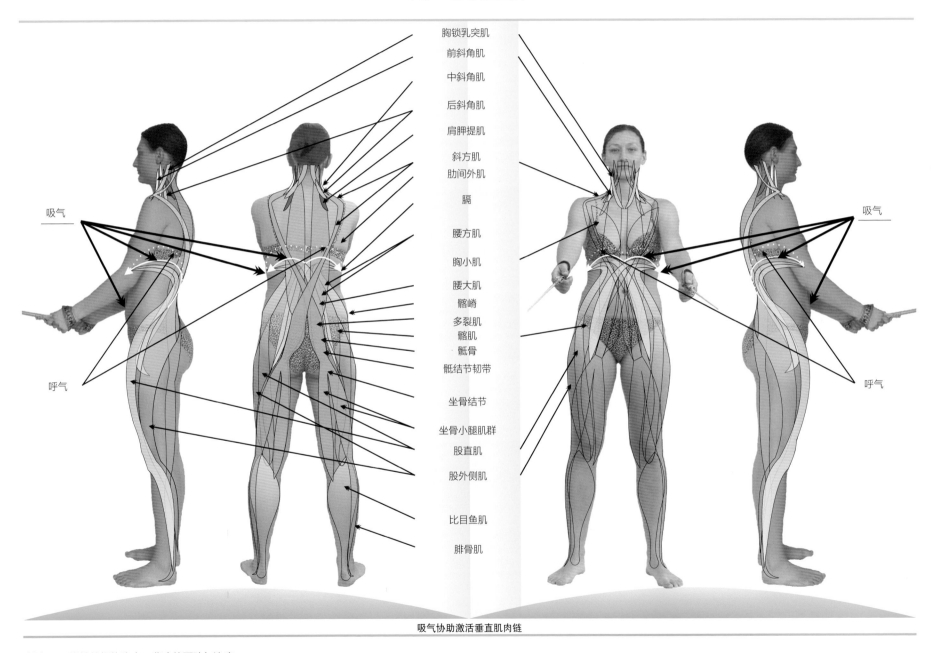

胸锁乳突肌
前斜角肌
中斜角肌
后斜角肌
肩胛提肌
斜方肌
肋间外肌
膈
腰方肌
胸小肌
腰大肌
髂嵴
多裂肌
髂肌
骶骨
骶结节韧带
坐骨结节
坐骨小腿肌群
股直肌
股外侧肌
比目鱼肌
腓骨肌

吸气
呼气
吸气
呼气

吸气协助激活垂直肌肉链

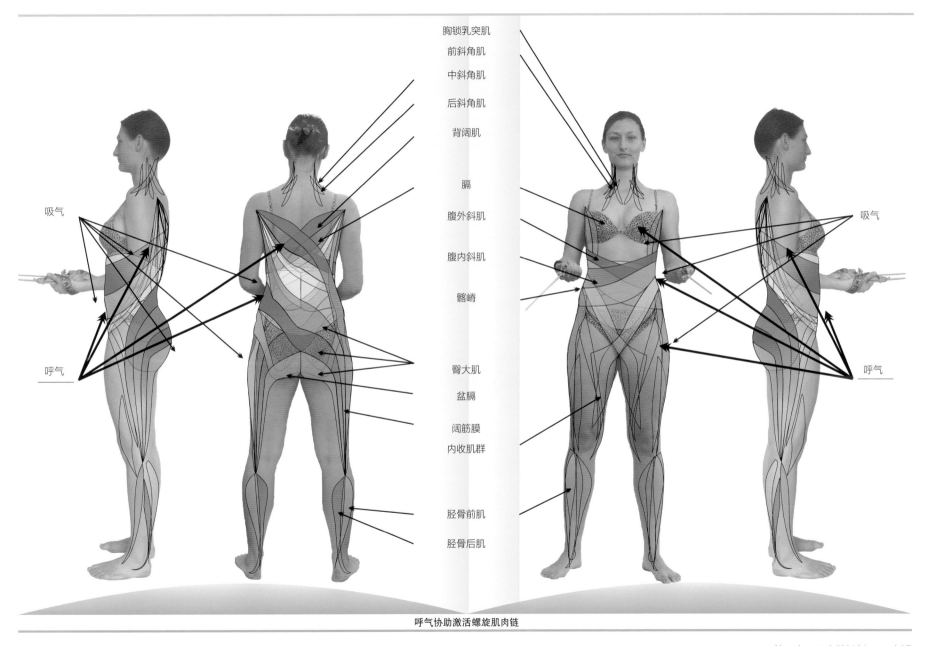

胸锁乳突肌

前斜角肌

中斜角肌

后斜角肌

背阔肌

膈

腹外斜肌

腹内斜肌

髂嵴

臀大肌

盆膈

阔筋膜

内收肌群

胫骨前肌

胫骨后肌

吸气

呼气

吸气

呼气

呼气协助激活螺旋肌肉链

与肌肉链解剖相关的信息

下肢交叉站立或直立均能维持稳定，在这两种情况下，腹横肌均是活跃的

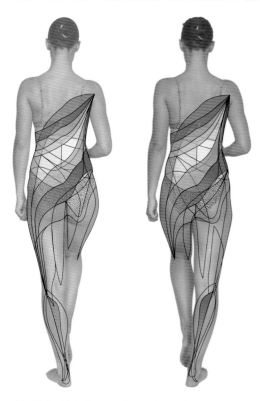

当下肢交叉站立时，上肢进行复杂的动态螺旋稳定活动

当下肢直立时，上肢稳定性较弱，以侧向稳定为主

人的基本活动是行走。当行走表现最佳时，双上肢做反向运动，螺旋肌肉链发挥稳定作用。与上肢对应，下肢也是稳定的。但在复杂的运动中并非如此，这一点在体育运动中可以体现。

前锯肌螺旋肌肉链能够有效地稳定腹壁上部和中部，其对腹壁下部的稳定作用有限

背阔肌螺旋肌肉链能够稳定腹壁中部和下部，尤其是腹壁下部

胸大肌螺旋肌肉链能够稳定腹壁上部，但是不能稳定腹壁下部

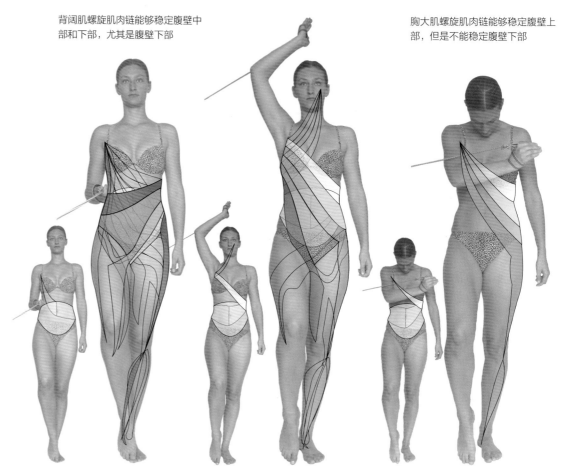

螺旋肌肉链可激活腹壁各层。在行走和跑步的过程中，螺旋肌肉链以一种复杂的方式实现自我补充，从而激活整个腹壁。以上3条螺旋肌肉链均能激活腹横肌。

行走和跑步是由所有的螺旋肌肉链共同维持稳定的

第五章
螺旋稳定训练的原理

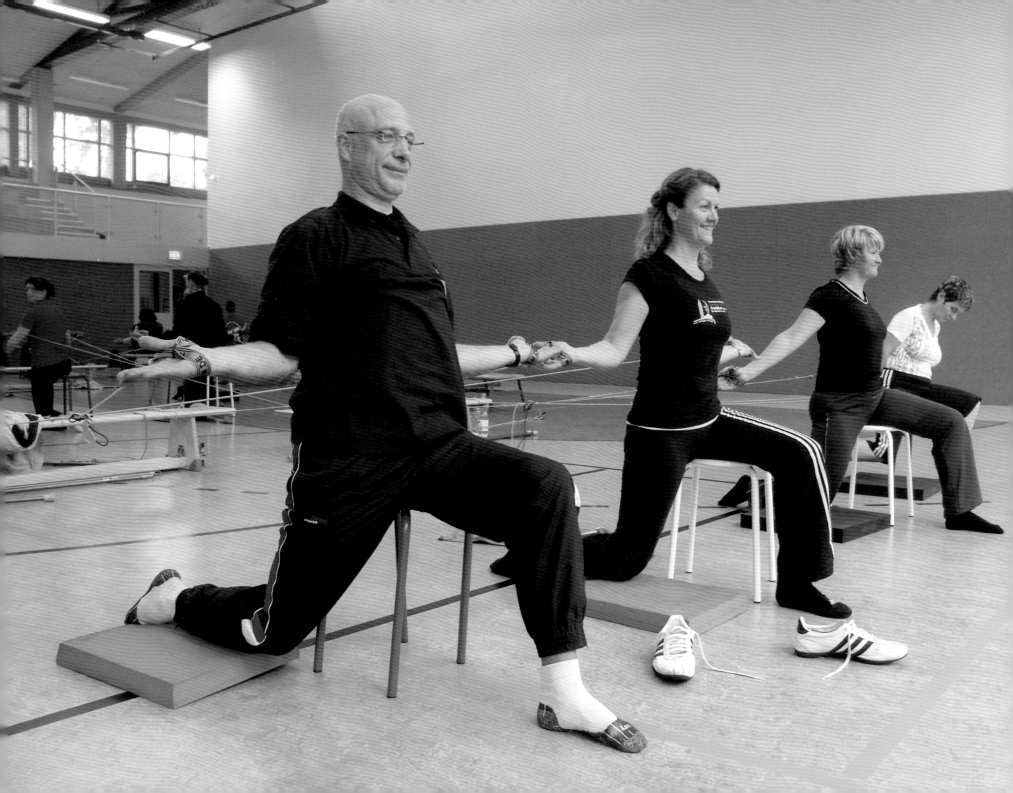

螺旋稳定训练的原理概述

背痛的主要原因是在运动过程中椎旁肌的肌张力增加

肌张力增加会对脊柱和神经结构产生机械压力。在休息时肌张力增加也是产生疼痛的原因。椎旁肌的肌张力程度主要受下列因素影响。

生物力学
◎ 身体静力学：最佳的姿势是平衡姿势。
◎ 最佳关节位：膝关节、髋关节、脊柱、肩关节及与肩胛骨连接的关节处于最佳状态。
◎ 肌肉平衡：全身的肌肉平衡。
◎ 稳定性：在休息期间身体垂直稳定，在运动期间身体螺旋稳定。从两方面观察螺旋稳定的表现，一是从视觉上观察——有腰围缩小、脊柱与身体中轴线对齐、脊柱向上牵伸、脊柱分节运动的现象；二是从触觉上感受——在运动过程中触摸肌肉，如果螺旋肌肉链的肌张力增加、垂直肌肉链的肌张力减少则为螺旋稳定。保持休息和运动交替，即垂直稳定和螺旋稳定交替。如果稳定功能失调，是因为垂直稳定和螺旋稳定交替失调，垂直稳定持续到了运动阶段。稳定性检查是通过观察脊柱的运动模式来进行的，以肩关节为轴伸展手臂，查看肩胛骨运动和脊柱运动的相互作用。

神经生理学
◎ 交互神经支配（抑制）。
◎ 牵张反射。
◎ 姿势反应：在有姿势反应和无姿势反应下的腹肌功能。
◎ 中枢神经系统（边缘系统、联合皮质、运动和感觉皮质、脊髓-前庭-小脑系统）的运动管理：遵循在第一躯体运动区和第一躯体感觉区的人体各部位代表区的排列。

生化和营养
◎ 在肌肉收缩与舒张的过程中，肌肉的生化和营养变化。
◎ 椎间盘中的物质交换：再生和康复治疗的条件。

螺旋稳定训练恢复肌肉平衡，维持平衡姿势

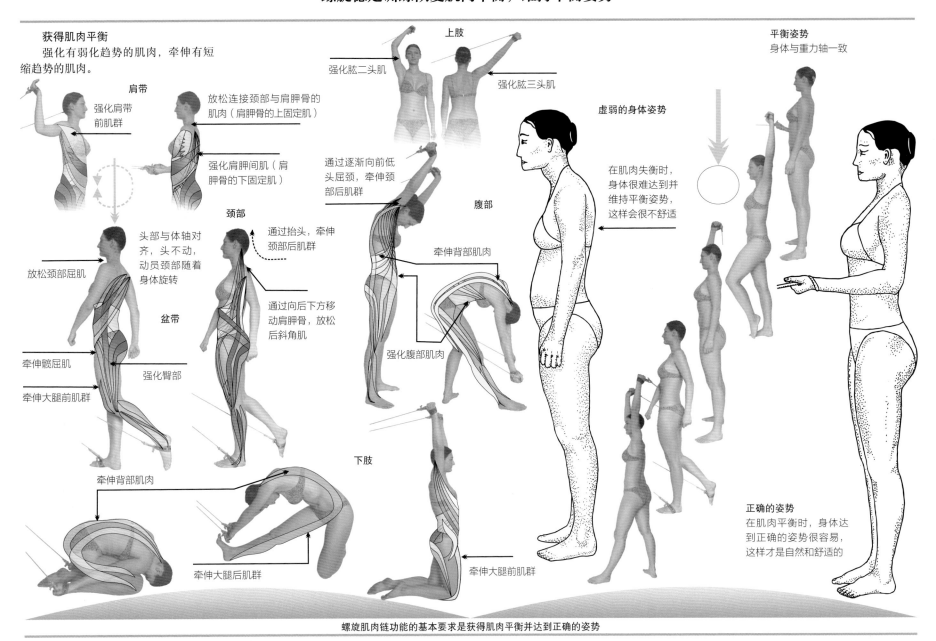

获得肌肉平衡
强化有弱化趋势的肌肉，牵伸有短缩趋势的肌肉。

肩带
强化肩带前肌群
放松连接颈部与肩胛骨的肌肉（肩胛骨的上固定肌）
强化肩胛间肌（肩胛骨的下固定肌）

上肢
强化肱二头肌
强化肱三头肌

平衡姿势
身体与重力轴一致

颈部
头部与体轴对齐，头不动，动员颈部随着身体旋转
通过抬头，牵伸颈部后肌群
通过向后下方移动肩胛骨，放松后斜角肌

盆带
放松颈部屈肌
牵伸髋屈肌
强化臀部
牵伸大腿前肌群

通过逐渐向前低头屈颈，牵伸颈部后肌群

腹部
牵伸背部肌肉
强化腹部肌肉

虚弱的身体姿势
在肌肉失衡时，身体很难达到并维持平衡姿势，这样会很不舒适

牵伸背部肌肉
牵伸大腿后肌群

下肢
牵伸大腿前肌群

正确的姿势
在肌肉平衡时，身体达到正确的姿势很容易，这样才是自然和舒适的

螺旋肌肉链功能的基本要求是获得肌肉平衡并达到正确的姿势

螺旋稳定的激活检查：望诊和触诊

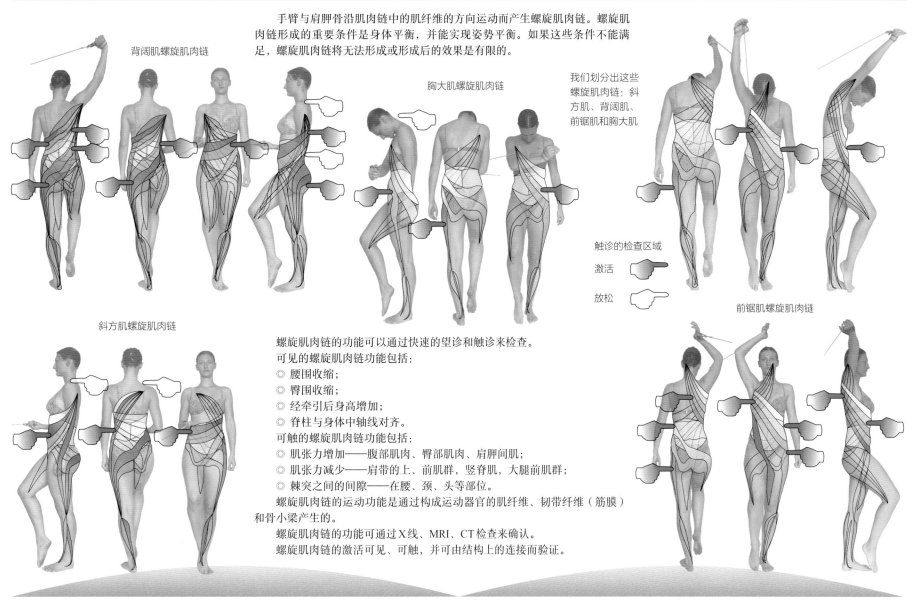

手臂与肩胛骨沿肌肉链中的肌纤维的方向运动而产生螺旋肌肉链。螺旋肌肉链形成的重要条件是身体平衡，并能实现姿势平衡。如果这些条件不能满足，螺旋肌肉链将无法形成或形成后的效果是有限的。

我们划分出这些螺旋肌肉链：斜方肌、背阔肌、前锯肌和胸大肌

背阔肌螺旋肌肉链

胸大肌螺旋肌肉链

触诊的检查区域

激活

放松

前锯肌螺旋肌肉链

斜方肌螺旋肌肉链

螺旋肌肉链的功能可以通过快速的望诊和触诊来检查。
可见的螺旋肌肉链功能包括：
◎ 腰围收缩；
◎ 臀围收缩；
◎ 经牵引后身高增加；
◎ 脊柱与身体中轴线对齐。
可触的螺旋肌肉链功能包括：
◎ 肌张力增加——腹部肌肉、臀部肌肉、肩胛间肌；
◎ 肌张力减少——肩带的上、前肌群，竖脊肌，大腿前肌群；
◎ 棘突之间的间隙——在腰、颈、头等部位。
螺旋肌肉链的运动功能是通过构成运动器官的肌纤维、韧带纤维（筋膜）和骨小梁产生的。
螺旋肌肉链的功能可通过X线、MRI、CT检查来确认。
螺旋肌肉链的激活可见、可触，并可由结构上的连接而验证。

螺旋稳定是运动期间的最佳稳定

螺旋稳定：可见的腰围缩小

腰围缩小带来有魅力的身材。

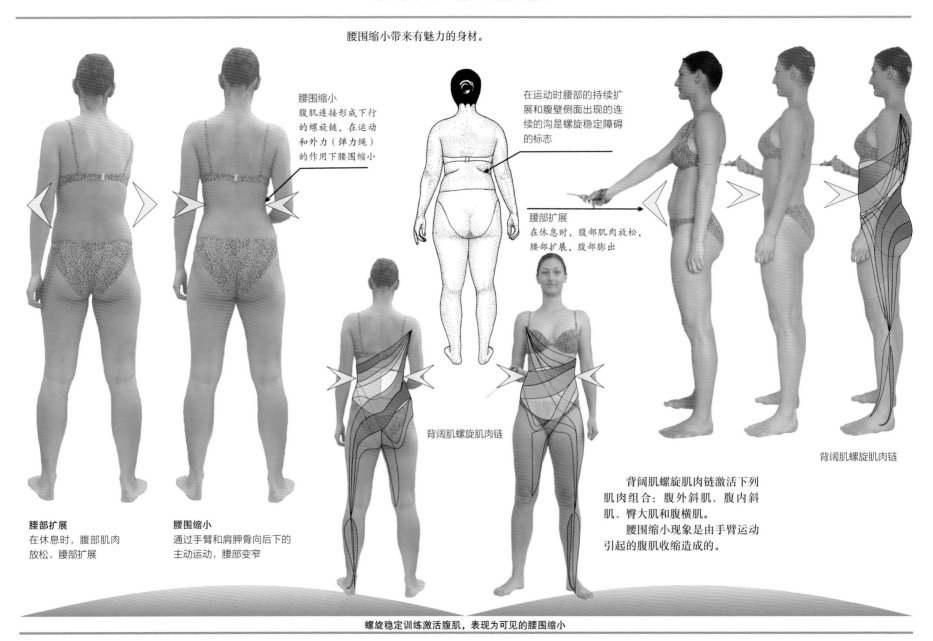

腰围缩小
腹肌连接形成下行的螺旋链，在运动和外力（弹力绳）的作用下腰围缩小

在运动时腰部的持续扩展和腹壁侧面出现的连续的沟是螺旋稳定障碍的标志

腰部扩展
在休息时，腹部肌肉放松，腰部扩展，腹部膨出

背阔肌螺旋肌肉链

背阔肌螺旋肌肉链

腰部扩展
在休息时，腹部肌肉放松，腰部扩展

腰围缩小
通过手臂和肩胛骨向后下的主动运动，腰部变窄

背阔肌螺旋肌肉链激活下列肌肉组合：腹外斜肌、腹内斜肌、臀大肌和腹横肌。
腰围缩小现象是由手臂运动引起的腹肌收缩造成的。

螺旋稳定训练激活腹肌，表现为可见的腰围缩小

螺旋稳定——脊柱向上牵伸

治疗背痛和椎间盘突出需要依靠牵引。

压缩

在休息时，腹部肌肉放松，臀部膨松，导致身高降低。身体重力和肌张力（由跨过腹部、垂直排列的肌肉产生）的总和造成身体压缩

牵引伸长

在手臂运动为最佳状态时，腹部肌肉链将腰围收缩成一个下降的螺旋。躯干受到向上移动的力，这种牵引力使身体向上伸长

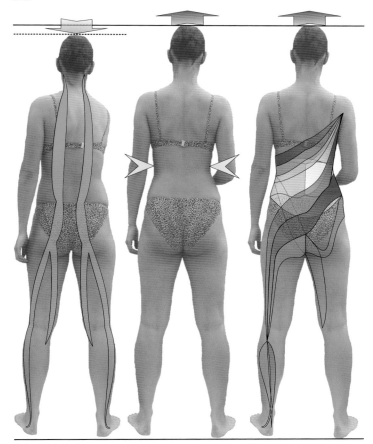

静态　被动垂直稳定　　　　运动　主动螺旋稳定

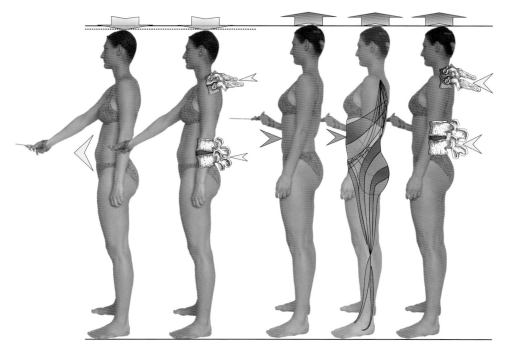

在休息时，腹肌放松，腹部前倾，脊柱弯曲加深，椎间盘高度降低，液体向椎间盘外移动，身高降低

在运动时，腹肌收缩，腹部内收，脊柱弯曲变平，椎间盘高度增加，液体向椎间盘内移动，身高增加

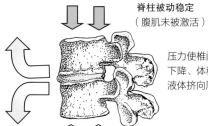

脊柱被动稳定
（腹肌未被激活）

压力使椎间盘的高度下降、体积减小，把液体挤向周围

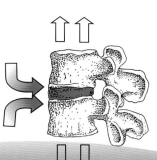

脊柱主动稳定
（腹肌已被激活）

提升力使椎间盘上提、体积增大，从周围环境中吸收液体

螺旋稳定训练使脊柱向上伸展，维持椎间盘的再生

螺旋稳定——脊柱与身体中轴线对齐，分节段运动

分节段运动

脊柱跟随肩胛骨运动，持续地在每一个节段中旋转。分节段运动可减少胸颈之间、胸腰之间和腰骶之间等脊柱过渡区的负担。髋关节的压力也随之减少了。

脊柱向中心对齐

分节段运动引起功能性脊柱侧弯

脊柱与身体中轴线对齐是治疗脊柱侧弯的方法。

脊柱与身体中轴线对齐

脊柱通过螺旋肌肉链的活动而集中。脊柱向上牵伸，激活了椎旁深肌，这些肌肉负责协调椎骨的相互位置。

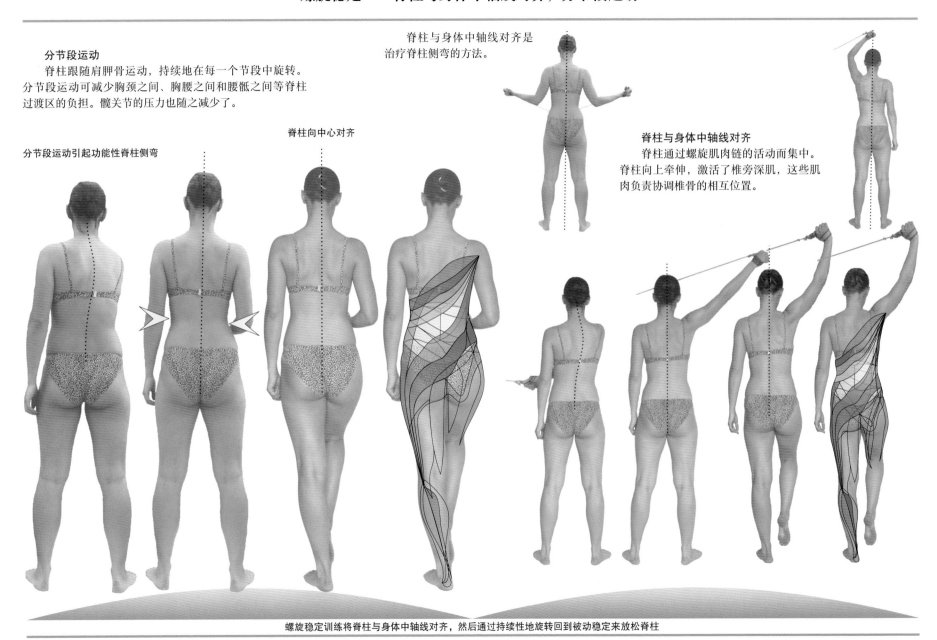

螺旋稳定训练将脊柱与身体中轴线对齐，然后通过持续性地旋转回到被动稳定来放松脊柱

交互神经支配——通过激活主动肌来抑制拮抗肌，主动牵伸

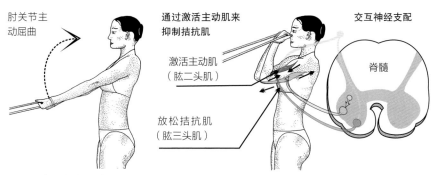

肘关节主
动屈曲

通过激活主动肌来
抑制拮抗肌

激活主动肌
（肱二头肌）

放松拮抗肌
（肱三头肌）

交互神经支配

脊髓

肌群中的主动肌和拮抗肌的关系——主动牵伸

发生在关节、肩带、盆带或整个身体的一块肌肉或一个肌群的激活，会抑制对侧肌肉或整个肌群的肌张力。这是牵伸肌肉能达到的理想状态，是肌肉在运动过程中牵伸的一种自然方式。

螺旋稳定训练大部分都使用了这个原则，我们称它为主动牵伸，因为它发生在主动肌对抗弹力绳弹力的活动中。主动牵伸的发生范围广泛，而牵伸达到最大限度是在运动结束时。因此，有必要稍微放慢速度，在运动结束时完成所有细节。

通常在运动结束时以呼气支持牵伸运动。

肌肉链中的主动肌和拮抗肌的关系

螺旋链的活动抑制了垂直链的活动。以这种方式，螺旋链可以产生向上的牵引力并且不会被垂直链打断。但是，垂直链的肌张力增加阻断了螺旋链的激活。我们确信，螺旋链和垂直链在中枢神经系统的关系比交互神经支配（皮质和皮质下中枢参与其中）复杂得多。重要的是，要认识到垂直链的抑制是有序发生的，很容易诱发这种效应。

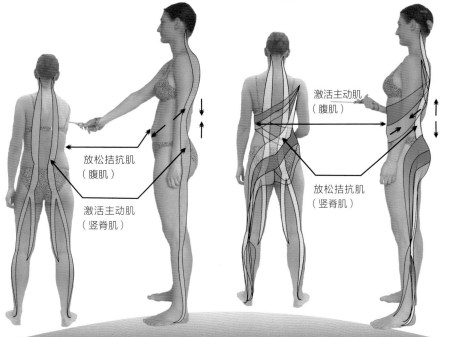

放松拮抗肌
（腹肌）

激活主动肌
（竖脊肌）

激活主动肌
（腹肌）

放松拮抗肌
（竖脊肌）

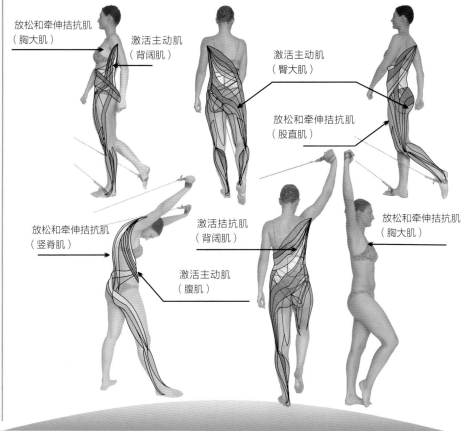

放松和牵伸拮抗肌
（胸大肌）

激活主动肌
（背阔肌）

激活主动肌
（臀大肌）

放松和牵伸拮抗肌
（股直肌）

放松和牵伸拮抗肌
（竖脊肌）

激活主动肌
（腹肌）

激活拮抗肌
（背阔肌）

放松和牵伸拮抗肌
（胸大肌）

激活的螺旋肌肉链可放松垂直肌肉链，并在它们活动被抑制时牵伸它们

牵张反射——在运动完成前，肌肉因快速牵伸而产生了肌张力

快速实施动作是错误的

快速运动使胸大肌及下列肌肉紧张，因为这样阻止了它们的牵伸。肩胛骨在背部的运动被颈椎过度前凸而取代。肩关节的位置改变，颈部会因为做螺旋稳定训练出现的向上的力而负担过重。

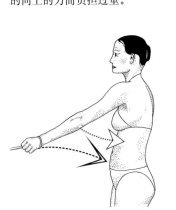

短缩和过度活跃的肌肉的牵张反射出现得太早，妨碍了最佳运动，并产生了代偿运动。这种消极现象在快速运动中尤为突出。

代偿性颈椎过度前凸

颈椎负担过重

脊髓

胸大肌
胸小肌
肩胛下肌
前锯肌
三角肌前部

**正确的操作
训练结束时缓慢牵伸**

脊髓

通过缓慢的运动，胸大肌得到放松和牵伸

胸大肌

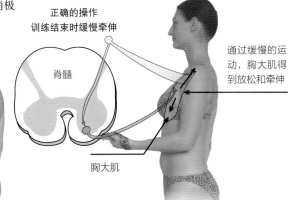

在缓慢运动时，牵张反射出现得较晚，且强度较低。这样短缩的肌肉能够牵伸，代偿运动不会产生。

在关节运动结束之前，伸展侧的肌肉开始紧张并限制运动。这是避免关节损伤的自然保护机制。短缩和紧张的肌肉会比伸展和放松的肌肉反应更强烈。因此，患者有必要缓慢地进行训练，甚至在运动完成前进一步放慢速度，这样就避免了肌肉发生牵张发射。

髋关节的不正确的快速运动

在髋部快速牵伸时，短缩和过度活跃的股直肌限制了运动。这往往伴随着背部脊柱过度前凸的代偿运动。然而这时仅仅减慢运动速度是不够的，还需要限制运动的范围。通过反复练习，运动范围可以逐渐扩大。

通过定期训练，可以改善肌肉的伸展能力、反应能力和神经系统的功能。这样，运动就有可能逐渐加快。

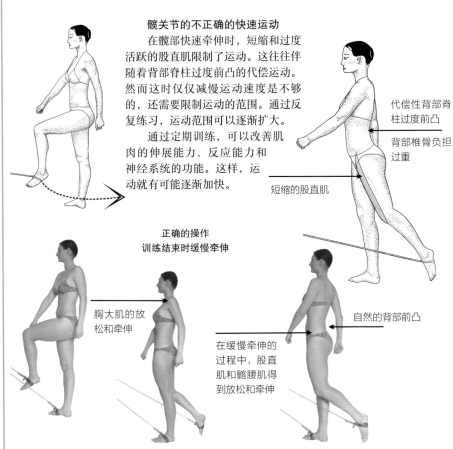

代偿性背部脊柱过度前凸

背部椎骨负担过重

短缩的股直肌

**正确的操作
训练结束时缓慢牵伸**

胸大肌的放松和牵伸

自然的背部前凸

在缓慢牵伸的过程中，股直肌和髂腰肌得到放松和牵伸

肩部和骨盆的肌肉短缩会妨碍最佳运动，并在运动过程中引发牵张反射。脊柱出现代偿运动——颈部和背部前凸，脊柱的负担会过重。按照这一机制，肌肉不平衡的人每走一步，椎骨都会负担过重。

训练要缓慢，这样可以缓和地牵伸肌肉，并且不引起牵张反射

姿势反应——维持姿势的运动神经系统

姿势反应是许多神经生理事件的总汇，其结果是在站立姿势下姿势肌的肌张力增加，主要是腹肌的肌张力。信息源来自下肢关节、肌腱和肌肉的本体感受器，重点在足底。腹肌的肌张力增加是螺旋稳定训练的重要反应。手臂对抗弹力绳不断变化的力量而产生运动，使身体偏离平衡，这刺激了腹肌的肌张力。当进行单腿站位训练时，足底的压力加倍，腹肌的肌张力进一步增强。

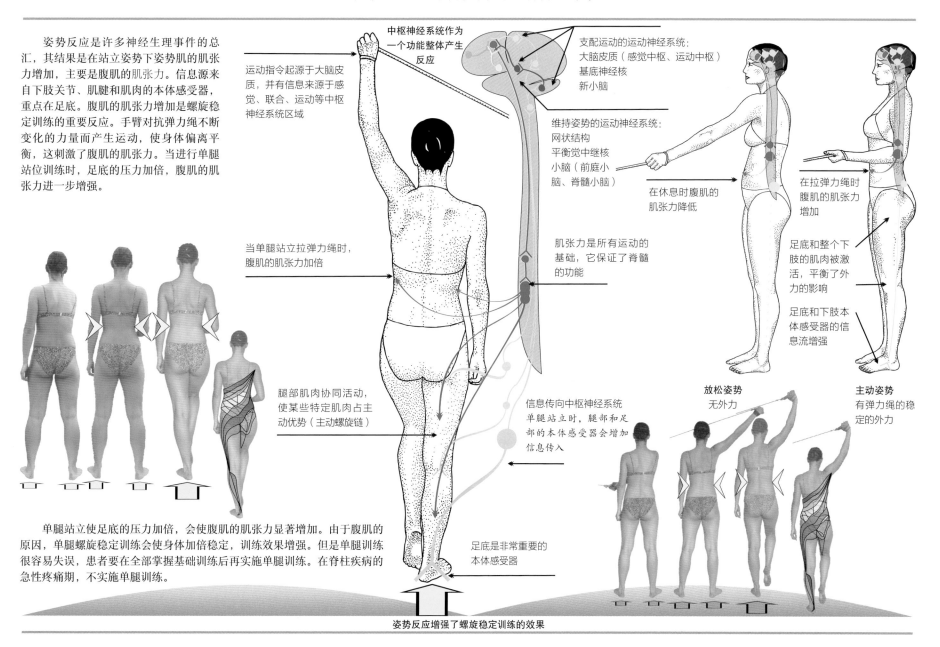

中枢神经系统作为一个功能整体产生反应

运动指令起源于大脑皮质，并有信息来源于感觉、联合、运动等中枢神经系统区域

支配运动的运动神经系统：
大脑皮质（感觉中枢、运动中枢）
基底神经核
新小脑

维持姿势的运动神经系统：
网状结构
平衡觉中继核
小脑（前庭小脑、脊髓小脑）

在休息时腹肌的肌张力降低

在拉弹力绳时腹肌的肌张力增加

当单腿站立拉弹力绳时，腹肌的肌张力加倍

肌张力是所有运动的基础，它保证了脊髓的功能

足底和整个下肢的肌肉被激活，平衡了外力的影响

足底和下肢本体感受器的信息流增强

腿部肌肉协同活动，使某些特定肌肉占主动优势（主动螺旋链）

信息传向中枢神经系统
单腿站立时，腿部和足部的本体感受器会增加信息传入

放松姿势
无外力

主动姿势
有弹力绳的稳定的外力

单腿站立使足底的压力加倍，会使腹肌的肌张力显著增加。由于腹肌的原因，单腿螺旋稳定训练会使身体加倍稳定，训练效果增强。但是单腿训练很容易失误，患者要在全部掌握基础训练后再实施单腿训练。在脊柱疾病的急性疼痛期，不实施单腿训练。

足底是非常重要的本体感受器

姿势反应增强了螺旋稳定训练的效果

强化腹肌——站位和卧位姿势平衡

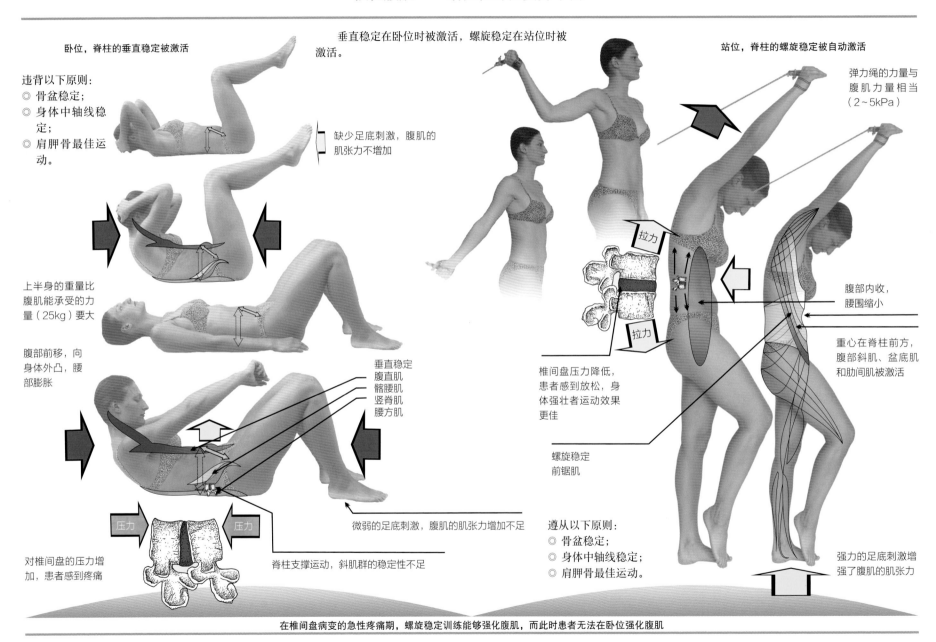

卧位，脊柱的垂直稳定被激活

垂直稳定在卧位时被激活，螺旋稳定在站位被激活。

站位，脊柱的螺旋稳定被自动激活

违背以下原则：
◎ 骨盆稳定；
◎ 身体中轴线稳定；
◎ 肩胛骨最佳运动。

缺少足底刺激，腹肌的肌张力不增加

弹力绳的力量与腹肌力量相当（2~5kPa）

上半身的重量比腹肌能承受的力量（25kg）要大

腹部前移，向身体外凸，腰部膨胀

拉力

拉力

垂直稳定
腹直肌
髂腰肌
竖脊肌
腰方肌

腹部内收，腰围缩小

重心在脊柱前方，腹部斜肌、盆底肌和肋间肌被激活

椎间盘压力降低，患者感到放松，身体强壮者运动效果更佳

压力

压力

对椎间盘的压力增加，患者感到疼痛

微弱的足底刺激，腹肌的肌张力增加不足

脊柱支撑运动，斜肌群的稳定性不足

螺旋稳定
前锯肌

遵从以下原则：
◎ 骨盆稳定；
◎ 身体中轴线稳定；
◎ 肩胛骨最佳运动。

强力的足底刺激增强了腹肌的肌张力

在椎间盘病变的急性疼痛期，螺旋稳定训练能够强化腹肌，而此时患者无法在卧位强化腹肌

脊柱主动（螺旋）稳定与被动（垂直）稳定交替

脊柱的垂直稳定（深层）可增加垂直走行肌肉（竖脊肌、髂腰肌、腰方肌和股直肌）的肌张力，这些肌肉都位于身体的深层。垂直稳定是被动稳定，椎骨彼此靠在一起，在运动时椎间关节相互锁住。

垂直稳定是休息时的最佳体位，它对能量的要求较低，对休息和螺旋肌肉链再生很有必要。

脊柱的垂直稳定

脊柱的螺旋稳定

在运动时肌肉实现平衡，并利用交互抑制产生螺旋稳定。在休息时螺旋稳定被垂直稳定放松和替代。
使用垂直稳定开始休息，即放松姿势（无外力作用）。
使用螺旋稳定结束训练的最终动态体位（当弹力绳作用于身体时）。

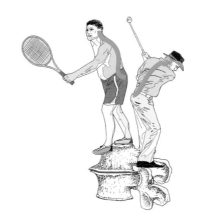

在运动时身体采用垂直稳定(不适当的替代稳定)源自以下情况：
◎ 静态姿势混乱——骨盆、体轴和肩胛骨的静态姿势被破坏；
◎ 营养障碍——椎旁肌不能收缩；
◎ 运动障碍——脊柱稳定形成缓慢，以至于在螺旋肌肉链被激活之前，运动已经完成。

脊柱的螺旋稳定（浅层）可增加肌纤维斜下行排列成螺旋状的肌肉（背阔肌、腹内斜肌、腹外斜肌和臀大肌）的肌张力，这些肌肉都位于身体的浅层。螺旋稳定是主动稳定，椎骨被拉开，椎间关节被打开以利于运动。

螺旋稳定是运动时的最佳体位。螺旋稳定对能量的要求较高，而且无法维持很长时间。这就是为什么它必须和垂直稳定交替。

快速、自动的稳定交替是保证运动健康的关键。
我们不推荐那些在运动时采用垂直稳定的人参加体育活动。

脊柱的螺旋稳定

脊柱的垂直稳定

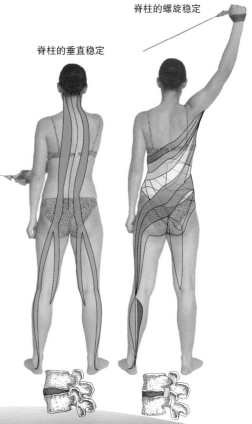

在休息阶段垂直稳定身体，在运动阶段螺旋稳定身体

脊柱稳定交替紊乱，使垂直稳定延续到运动过程中，造成脊柱负担过重和背痛

垂直稳定运动是引起背部疼痛的主要原因，螺旋稳定训练可以使螺旋稳定快速形成。

在进行螺旋稳定训练时，可能无法正确地协调骨盆稳定、体轴稳定和肩胛骨最佳运动。因此，有必要使用很少的力慢慢地锻炼，并且要全神贯注地完成运动细节，不断检查自己的动作。

在训练过程中，可以对着镜子自己检查，或者请教练或治疗师检查和纠正动作。

螺旋不稳定的运动

以下情况不会产生螺旋稳定：
◎ 骨盆稳定、体轴稳定和肩胛骨最佳运动的协调性被破坏；
◎ 螺旋链的激活过程缓慢；
◎ 垂直链紧张不放松。

在某些运动中，正确协调骨盆稳定、体轴稳定和肩胛骨最佳运动是可能的，如网球、排球和跑步。

有些运动是不能协调骨盆稳定、体轴稳定和肩胛骨最佳运动的。这些运动需要制订彻底的运动再生计划，包括高尔夫球、曲棍球、游泳和击剑。

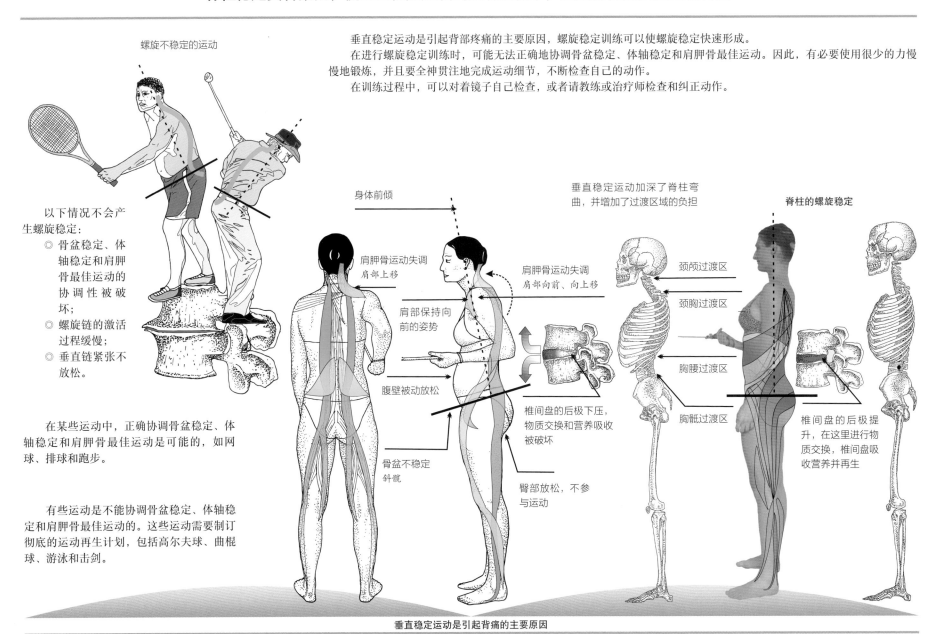

身体前倾

肩胛骨运动失调肩部上移

肩部保持向前的姿势

腹壁被动放松

骨盆不稳定针髂

肩胛骨运动失调肩部向前、向上移

椎间盘的后极下压，物质交换和营养吸收被破坏

臀部放松，不参与运动

垂直稳定运动加深了脊柱弯曲，并增加了过渡区域的负担

脊柱的螺旋稳定

颈颅过渡区

颈胸过渡区

胸腰过渡区

胸骶过渡区

椎间盘的后极提升，在这里进行物质交换，椎间盘吸收营养并再生

垂直稳定运动是引起背痛的主要原因

当上肢伸展时脊柱与肩胛骨的运动模式——最佳模式与不当模式

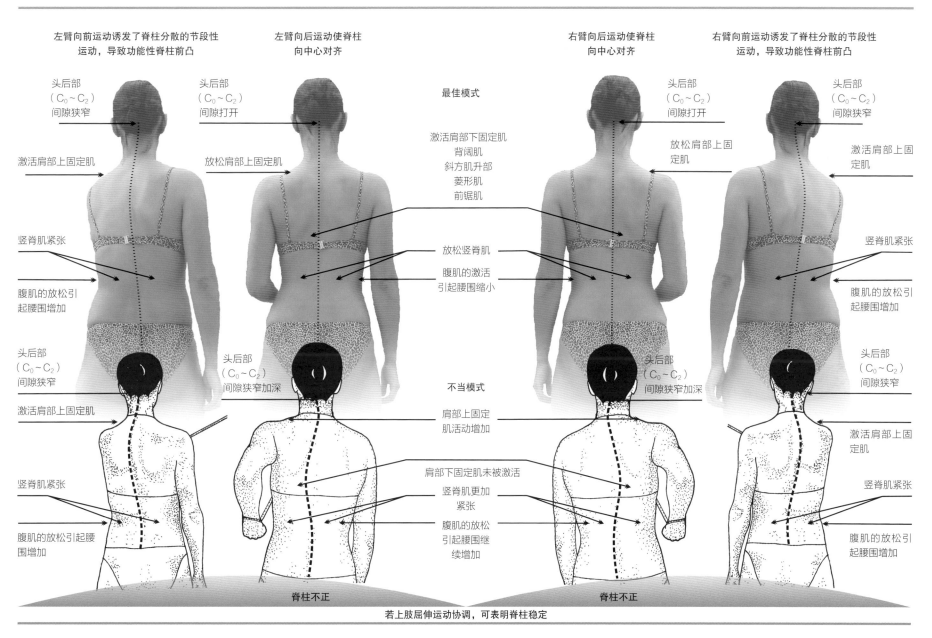

左臂向前运动诱发了脊柱分散的节段性运动，导致功能性脊柱前凸

左臂向后运动使脊柱向中心对齐

右臂向后运动使脊柱向中心对齐

右臂向前运动诱发了脊柱分散的节段性运动，导致功能性脊柱前凸

头后部（$C_0 \sim C_2$）间隙狭窄

头后部（$C_0 \sim C_2$）间隙打开

最佳模式

激活肩部下固定肌
背阔肌
斜方肌升部
菱形肌
前锯肌

头后部（$C_0 \sim C_2$）间隙打开

头后部（$C_0 \sim C_2$）间隙狭窄

激活肩部上固定肌

放松肩部上固定肌

放松肩部上固定肌

激活肩部上固定肌

竖脊肌紧张

放松竖脊肌

竖脊肌紧张

腹肌的放松引起腰围增加

腹肌的激活引起腰围缩小

腹肌的放松引起腰围增加

头后部（$C_0 \sim C_2$）间隙狭窄

头后部（$C_0 \sim C_2$）间隙狭窄加深

不当模式

头后部（$C_0 \sim C_2$）间隙狭窄加深

头后部（$C_0 \sim C_2$）间隙狭窄

激活肩部上固定肌

肩部上固定肌活动增加

激活肩部上固定肌

竖脊肌紧张

肩部下固定肌未被激活

竖脊肌更加紧张

竖脊肌紧张

腹肌的放松引起腰围增加

腹肌的放松引起腰围继续增加

腹肌的放松引起腰围增加

脊柱不正

脊柱不正

若上肢屈伸运动协调，可表明脊柱稳定

肌肉舒张——对能量要求很高，需良好的血供

肌肉收缩和舒张交替进行，为肌肉提供营养。

在收缩时，血液从肌肉中流出；在舒张时，血液流入肌肉。这种现象被称为肌肉泵。

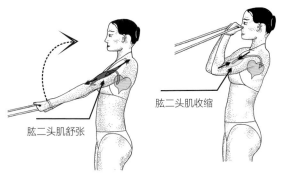

肱二头肌收缩

肱二头肌舒张

当肌肉舒张时，肌肉充血；当肌肉收缩时，肌肉容积增加，静脉血被主动排出，流向心脏。肌肉有牢固的筋膜覆盖，形成密闭的空间。当肌肉收缩时，该空间减小，动脉血流受限。

在肌肉工作期间，肌肉舒张和伸展比肌肉收缩需要的能量更多，这就像拉弓射箭，更费力的是拉弓，而不是射箭。

肌肉收缩
肌动蛋白和肌球蛋白在钙离子作用下结合

肌肉舒张
钙离子排出，使肌动蛋白和肌球蛋白分离

有缺陷的运动模式会导致椎旁肌持续紧张、血液循环不良，并发生无氧生化反应。

颈部肌肉舒张功能障碍会妨碍血液循环

竖脊肌舒张功能障碍阻碍了其血液循环

最佳运动模式会引导椎旁深肌收缩和舒张交替进行，保证其血液循环和有氧生化反应得以实现。

竖脊肌放松是保障其血液循环良好的条件

肌肉舒张是一种极其耗能的现象，它需要足够的能量来排出钙离子（在肌肉收缩时，钙离子为肌动蛋白和肌球蛋白建立了牢固的联系）。这个能量是三磷酸腺苷。在肌肉持续紧张时，肌肉的血液循环受限，无法获取充足的营养，因此肌肉没有足够的能量来排出钙离子（钙泵紊乱）。这使得肌肉保持收缩状态。停止这种状况并为肌肉的血液循环创造条件是很有必要的。

通过交互抑制而降低高张肌肉的肌张力，会使血液循环得以恢复。患者每天进行几次小运动量的训练，让肌肉得到放松。运动不能太剧烈，这样产生的能量就不会很快被消耗掉。

没有运动，也就是没有肌肉收缩和舒张，肌肉的血液循环是不充足的，表现为肌肉不能放松——肌强直。

激活螺旋肌肉链可以放松垂直肌肉链并促进其血液循环，但运动是保证血液循环的必要条件

第六章
应用螺旋稳定训练进行治疗、再生和预防的原则

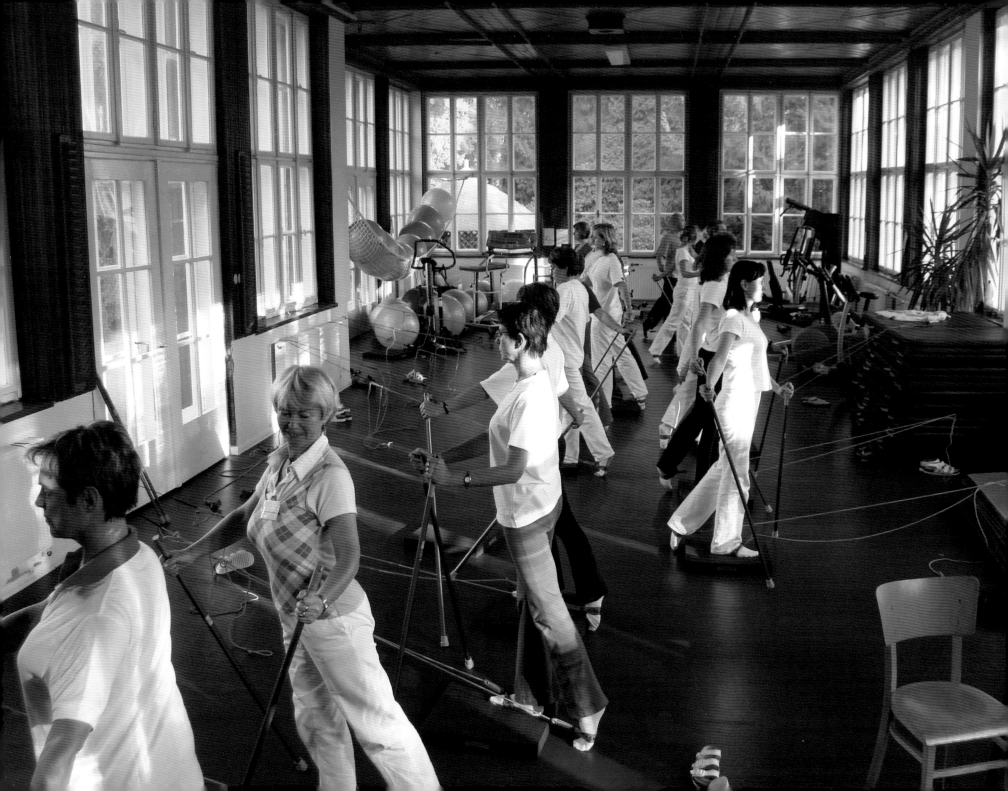

螺旋稳定训练——一种独特的再生、预防、治疗和调节方法

预防和再生训练

再生训练的目的是使紧张的身体运动系统得到再生，这些张力增加源自久坐性劳动、工作，还有仅活动一部分身体的体育运动。训练重点在椎间盘、脊柱和上下肢关节的再生上。

再生训练必须遵循3个基本原则：

1. 肌肉平衡——强化较弱的肌肉，伸展短缩的肌肉。

2. 摆正姿势——使体轴与重力轴保持一致，前提是达到肌肉平衡。

3. 运动协调——调整骨盆（姿势的基础）、头部（体轴）和肩胛骨（实现手臂最佳运动）的位置。首先调整骨盆的位置，然后调整头部和肩胛骨的位置，最后手臂自由运动。

在掌握了以上基本原则并遵循其他的最佳运动规则之后，运动就会自动利用螺旋肌肉链实现稳定。获得运动的螺旋稳定是运动系统再生的主要条件。

训练套系：11个螺旋稳定训练。

运动治疗的主要原则

运动治疗遵循最佳运动规则来产生螺旋稳定。运动治疗的目标是为患者找到合适的运动体位、运动范围、强度和速度，引导他们正确地进行训练，从而实现运动的螺旋稳定。这种训练必须是无痛的。

训练将根据以下几点进行个性化调整：

◎ 运动体位——卧位、坐位或站位。

◎ 运动范围——可以只训练身体的一部分，即重要的部分。患者能够正确地进行训练，并且不认为这么做是痛苦的。训练一定要无痛进行。

◎ 强度——训练的强度是可以调节的，不会超出肌肉的能力。训练的强度不能超过肌肉链中最薄弱部分所能承受的限度，这非常重要。

◎ 速度——在快速运动的过程中，患者不能正确地协调和稳定运动，会导致牵张反射和稳定交替紊乱。因此，训练要缓慢进行。

训练套系：11个训练，根据患者的实际情况调整。结合手法治疗，目的是放松抑制最佳运动的肌肉的肌张力。

注意

在椎间盘突出的治疗开始前，医生要对患者进行彻底的检查。治疗师制订训练计划，包括决定训练动作、运动范围和强度，并对患者进行定期监测。一旦疼痛期和消退现象过去（3～6周），患者就可以在训练有素的教练的指导下进行训练。在完成该计划（10～20周）后，如果患者的椎间盘愈合了，他就可以继续进行更复杂的训练，也可以加快训练节奏（在正确地掌握训练细节后）。这样，患者的身体就为预防性运动做好了准备。从椎间盘突出发病到开始预防性运动之前，预计时间为6～12个月。

康复治疗后的后续运动计划

后续运动计划是患者在康复之后，继续在特定体位下进行的训练，运动范围和强度都较小。在健康状况改善、创伤愈合、肌肉强化之后，患者慢慢开始训练如何达到最佳体位，实现充足的运动范围和正确的身体协调与稳定，这样就逐渐有了进行再生训练的可能。在实现自主训练后，患者就可以提高速度和强度。

训练套系：11个训练，训练方法可以在全部运动范围内调整。

运动员的针对性训练

针对性训练的目的是使那些因单侧身体运动所致的张力增加的运动系统得到再生恢复。这类针对性训练必须包含以下基本原则：肌肉平衡、姿势平衡、动作协调和运动螺旋稳定。

如果身体达到最佳的稳定和协调，可以在不增加训练时间的情况下大幅度提高运动成绩，还可以减少组织撕裂和损伤。

训练套系：120个训练，必须使用竞技运动所需的力量快速完成这些训练。

使用螺旋稳定训练治疗椎间盘突出

运动治疗

螺旋稳定训练是治疗多种脊柱损伤和运动系统障碍的有效方法。在进行治疗和诊断评估之前，应进行优质、全面的身体检查，并考虑治疗的适应证、禁忌证和剂量等因素。每个人的治疗方式都不尽相同，没有模板可以依循。以下指导仅是为说明治疗的基本思路。

首先由医生进行诊断，然后开始治疗。

训练计划是由已掌握螺旋稳定训练方法的治疗师制订和实施的。治疗师必须不断修改训练计划以适应患者的实际情况，在必要时安排患者进行身体检查。治疗师还会为患者提供手法治疗来缓解肌肉紧张和短缩，加快治疗速度。

在疾病的急性期之后，患者必须继续进行训练，直到其能完全适应日常活动、工作或体育活动。之后，患者采用康复治疗后的后续运动计划。这项训练必须在受过专业培训的治疗师或教练的指导下进行。

在完成治疗和后续运动计划后，患者有必要每天继续进行再生训练，以去除运动系统在工作时产生的异常张力。再生训练需由私人教练指导。

治疗椎间盘突出

椎间盘突出的特征是疼痛、姿势不自然、身体敏感度和运动能力下降。

经检查，我们发现：

◎ 腹腔长深肌（竖脊肌、腰方肌和髂腰肌）的肌张力极高；
◎ 腹肌、臀肌、肩胛骨下固定肌、脊柱深层短肌（回旋肌、半棘肌、多裂肌）变弱；
◎ 骨盆静态姿势不正确；
◎ 由于腰部、肩部、下肢和其他脊柱部位的肌肉紧张，运动受限；

◎ 如果敏感度降低，意味着神经根丧失功能；
◎ 由于神经根受到压迫，运动能力降低甚至消失；
◎ 反射不对称可导致瘫痪，张力动作阳性。

椎间盘突出的主要原因是腹肌不能整合形成螺旋稳定。在这种情况下，运动采取的垂直稳定（不正确的稳定）阻碍了椎间盘的营养再生和治疗。治疗在于激活螺旋肌肉链。

我们可以将椎间盘突出分为三个阶段，每个阶段的治疗方法如下。

急性期

第1～4周。使用特定的按摩技术和手法牵引，降低伴随受累脊柱节段的肌肉的肌张力，这样做可以处理急性疼痛。选择两三个能减轻疼痛的训练，通常是训练1～3。

亚急性期

在1～6周内消除症状，时间长短与突出大小有关，突出大的话时间要长些。逐渐恢复腰部区域的运动（第2～6个月），先选择训练1、2、3、6＋4（联合应用训练6和训练4）、5进行练习，然后选择训练7～11进行练习。

愈合期

恢复运动（第7～12个月），运动必须采用螺旋稳定。在接下来的生活中，每天定期进行再生训练10～15分钟；每周与专业人士一起训练1次，时长45分钟。

治疗椎间盘突出的主要原则总结

患有椎源性疼痛综合征和椎间盘突出的患者会出现以下症状：

◎ 肌肉无力——螺旋稳定训练再生强化；
◎ 肌肉紧张和短缩——螺旋稳定训练放松和伸展；
◎ 运动能力受限——螺旋稳定训练调动；
◎ 稳定运动障碍——螺旋稳定训练激活动态稳定；
◎ 协调障碍——螺旋稳定训练使身体各部位的位置、脊柱各节段和关节的位置协调；

◎ 日常活动的刻板运动——螺旋稳定训练引导实现步行、跑步和静坐的最优化姿态；
◎ 运动自由控制障碍——螺旋稳定训练改善运动控制；
◎ 在苛刻条件下的协调障碍和运动控制（体育运动）——螺旋稳定训练可使体育运动动作达到最佳。

螺旋稳定训练以一种复杂的方式解决椎源性疼痛综合征的运动系统障碍和椎间盘突出

椎间盘突出的治疗策略

椎间盘突出可发生在脊柱不同的节段：L_5/S_1占50%，L_4/L_5占45%，L_3/L_4占5%，其他节段较少见。原因是在运动过程中螺旋肌肉链紊乱（腹肌是螺旋肌肉链最重要的部分），螺旋肌肉链紊乱会导致在运动时垂直稳定持续存在（竖脊肌、髂腰肌和腰方肌紧张）。我们专注于螺旋稳定训练，它将放松脊柱的直立肌，并产生一种力量，向上牵伸椎间盘。

螺旋稳定训练治疗椎间盘突出的策略

急性期（常伴有刺痛，感觉和运动消失）：
◎ 降低椎间盘的张力，防止突出扩大；
◎ 抬高椎间盘；
◎ 向上牵伸椎间盘；
◎ 使椎间盘在一个较高的位置愈合；
◎ 牵伸椎间盘，椎间盘内部产生吸力；
◎ 打开椎间孔，增加椎间空间，降低对神经根的压力。

亚急性期（特定部位伴有疼痛）：
◎ 椎间盘破裂伴瘢痕愈合；
◎ 瘢痕硬化伴瘢痕松解；
◎ 突出重吸收；
◎ 椎间孔和椎管新间隙成形。

恢复健康，进行日常活动和体育运动：
◎ 预防瘢痕硬化牵拉神经根；
◎ 预防椎骨和椎间关节退行性改变，即预防形成薄椎管；
◎ 预防退行性滑椎（椎骨向前或向后滑动运动）。

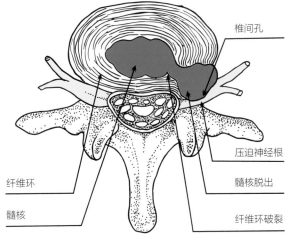

椎间孔
压迫神经根
纤维环
髓核脱出
髓核
纤维环破裂

椎间盘手术只简单地移除了椎间盘的突出部分——髓核。手术只是解决了主要症状，然而，脊柱日后的情况变得更糟了。

手术的负面影响是：
◎ 椎间盘降低；
◎ 椎间盘不稳定，存在椎间盘滑脱的风险；
◎ 椎间关节压力增加，有远期的退变倾向；
◎ 产生了临近节段张力增加的基础；
◎ 手术切口产生瘢痕，压迫神经根；
◎ 在肌肉组织上形成瘢痕，因竖脊肌的瘢痕牵拉，多裂肌的协调功能紊乱。

伴随脊柱手术出现的问题称为背部手术失败综合征。我们发现，所有有这些问题的患者都没有令人满意的重新激活脊柱螺旋稳定的康复计划。

我们认为，椎间盘手术仅适用于那些在康复治疗3个月后还没有消除主要症状的情况。术后每天仍要进行运动，使脊柱再生，激活螺旋稳定。

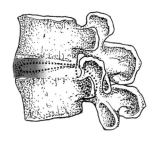

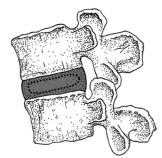

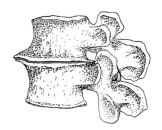

椎间盘突出是指纤维环后部因长期变性而破裂。髓核中的稀薄物质通过破裂的纤维环而溢出，不能返回椎间盘。然而，在一年内，椎间盘可以再次吸收。为了重新吸收和营造新的空间，有必要有一个适当的训练计划。运动对结构的形成有一定影响。

椎间盘突出的治疗策略是抬高整个椎间盘，特别是背部的椎间盘。在纤维环破裂愈合的过程中必须保持椎间盘抬高。在升力作用下破裂愈合，通过运动定期激活螺旋稳定，椎间盘将从周围吸收更多的液体。另外，瘢痕的性质取决于运动，坚硬而有弹性的瘢痕仅在运动时产生。

如果治疗方法不支持螺旋稳定，椎间盘将继续退化并且其高度会进一步下降。这将导致更多的椎间盘突出，也会导致椎间关节紧张和退变。

椎间盘下降会使附近的节段产生张力，而这些节段必须代偿运动。最终所有的椎间盘都将遭遇同样的命运。

治疗椎间盘突出需要激活腹肌和多裂肌，放松竖脊肌、腰方肌和髂腰肌及它们的血液循环

急性期（第1~4周）

训练1　站位训练

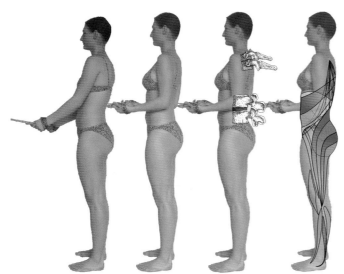

训练1D　站位训练

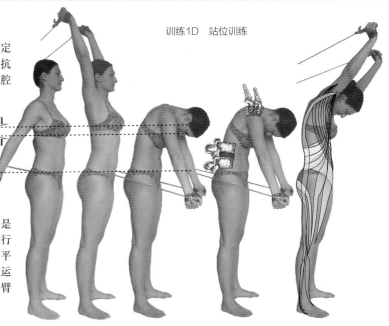

急性期训练的目标

◎ 教导患者将腹肌作为运动稳定器，腹肌作为主动肌抑制拮抗肌，即竖脊肌（腹肌放松腹腔深肌）；

◎ 放松椎旁深肌；

◎ 保证紧张肌肉有良好的血液循环与营养。

交替收缩和舒张椎旁深肌，找准体位，用小力量进行训练（长期紧张的肌肉因没有能量舒张而无法放松，重要的是维持肌张力和多裂肌的功能，预防退行性滑椎）。端正姿势，只要身体保持平衡，就可以优化肌肉螺旋功能。恢复运动和身体其他部位的功能，特别是手臂和肩胛骨的运动会激活肌肉螺旋。

训练1A　坐位训练

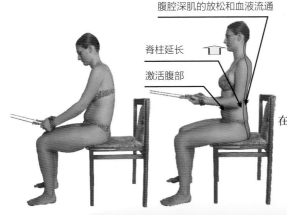

腹腔深肌的放松和血液流通

脊柱延长

激活腹部

训练的主要原则

◎ 以无痛姿势训练，如站位或坐位（在某些情况下可采用卧位）；

◎ 无痛训练，在疼痛发生之前终止动作；

◎ 小力量训练，即使力度小也足以放松竖脊肌和多裂肌，恢复它们的血液循环；

◎ 缓慢训练；

◎ 仅训练5分钟左右，防止疲劳；

◎ 重复训练，每2~3小时训练1次，必须确保紧张肌肉的血液循环。

坐位是一种可选用的训练姿势，但不能达到充分的螺旋稳定。患者可在以下情况使用：

◎ 患者无法站立，坐位可以止痛；

◎ 站位训练出错太多，比如不收紧臀部；

◎ 老年人站立困难。

训练1D　坐位训练

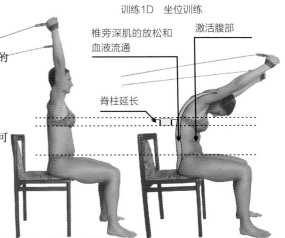

椎旁深肌的放松和血液流通

激活腹部

脊柱延长

在急性期最重要的事是每隔2~3小时训练1次，放松腹腔深部肌肉，保证其血液循环

亚急性期早期（第2～8周）——单臂训练

椎间盘突出是螺旋肌肉链功能衰竭的结果，治疗方法包括重新恢复螺旋肌肉链的功能，尤其是其牵引力。

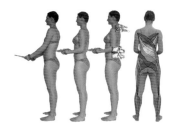

训练1

螺旋肌肉链：
背阔肌、斜方肌

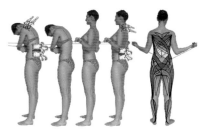

训练1

螺旋肌肉链：
背阔肌、斜方肌

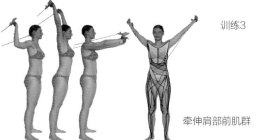

训练3

牵伸肩部前肌群

训练6

螺旋肌肉链：
前锯肌

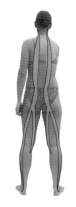 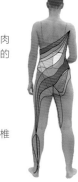

螺旋肌肉链可以抑制垂直肌肉链的肌张力，并有利于它们的肌肉牵伸和血液循环

单臂训练可以锻炼各椎骨与椎旁深肌之间的协调性

仅做能保持身体平衡的训练。做前屈时，不要做下肢运动。

训练只用很小的力，限制运动范围以防止疼痛。选择无痛姿势。如果站着无痛，那就站着训练；如果坐着无痛，那就坐着训练。

重复4～6次，小心疲劳。

放松垂直肌肉链，维持它们的血液循环，激活（而不是强化）螺旋稳定（目的是产生牵引力）。

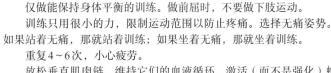

单臂站位训练是有利于螺旋稳定的。单臂训练将运动平均分给每个脊柱节段，并在牵引力的作用下微微动员脊柱。

注意

卧位旋转运动是有利于垂直稳定的。当躺着的时候，做旋转运动并不能稳定螺旋肌肉链。我们认为这样的运动不适合患者。

训练7

螺旋肌肉链：
背阔肌、斜方肌

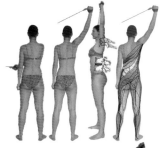

训练8

螺旋肌肉链：
背阔肌、斜方肌

训练9

螺旋肌肉链：
前锯肌

训练10

螺旋肌肉链：
前锯肌

螺旋肌肉链：
胸大肌

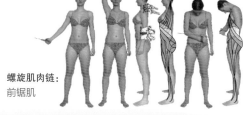

 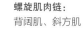 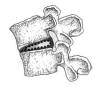

在椎间盘愈合阶段，椎间盘的重吸收是通过螺旋稳定的脊柱旋转运动为神经根塑造了一个新区域来实现的

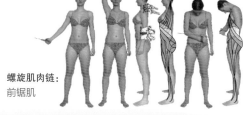

亚急性期晚期（第3~6个月）A——逐渐扩大运动范围

谨防错误！

最主要的错误是一直训练直到感觉疼痛。不要马上进行全部训练，而是要逐步增加运动范围（几周到几个月）。一定不要大力而迅速地运动，牵伸一定要温和而缓慢。

不能突然将脊柱向前弯曲，而是要连续地、一个椎骨接着一个椎骨地前屈。这样才能进行有效的牵伸运动，然后返回初始体位。

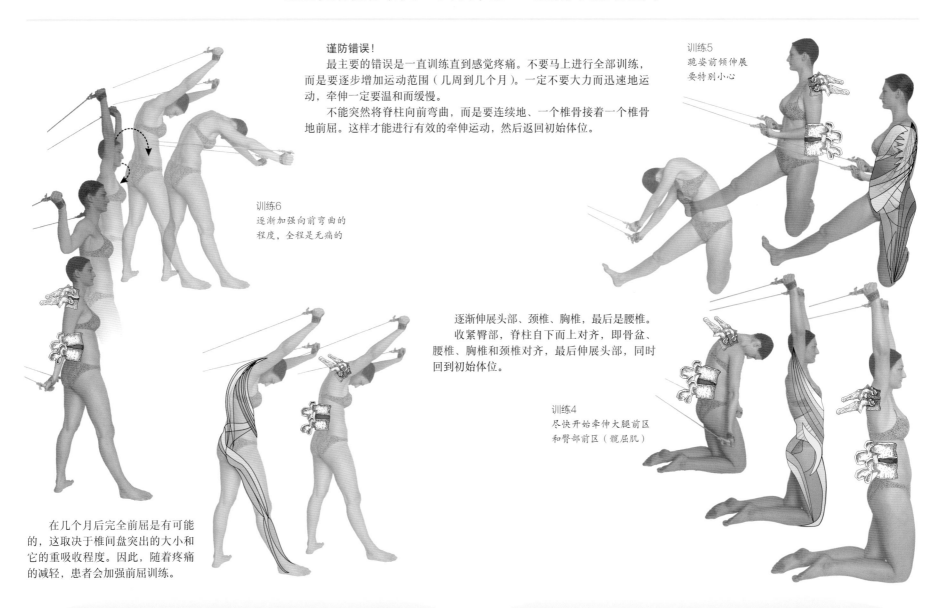

训练5
跪姿前倾伸展
要特别小心

训练6
逐渐加强向前弯曲的
程度，全程是无痛的

逐渐伸展头部、颈椎、胸椎，最后是腰椎。
收紧臀部，脊柱自下而上对齐，即骨盆、腰椎、胸椎和颈椎对齐，最后伸展头部，同时回到初始体位。

训练4
尽快开始牵伸大腿前区
和臀部前区（髋屈肌）

在几个月后完全前屈是有可能的，这取决于椎间盘突出的大小和它的重吸收程度。因此，随着疼痛的减轻，患者会加强前屈训练。

牵伸运动持续修复椎间盘上的瘢痕，塑造神经根的新空间

亚急性期晚期（第3～6个月）B——训练下肢平衡，螺旋稳定行走

在亚急性期，运动疼痛只出现在极端位置，无痛的运动范围逐渐增加。

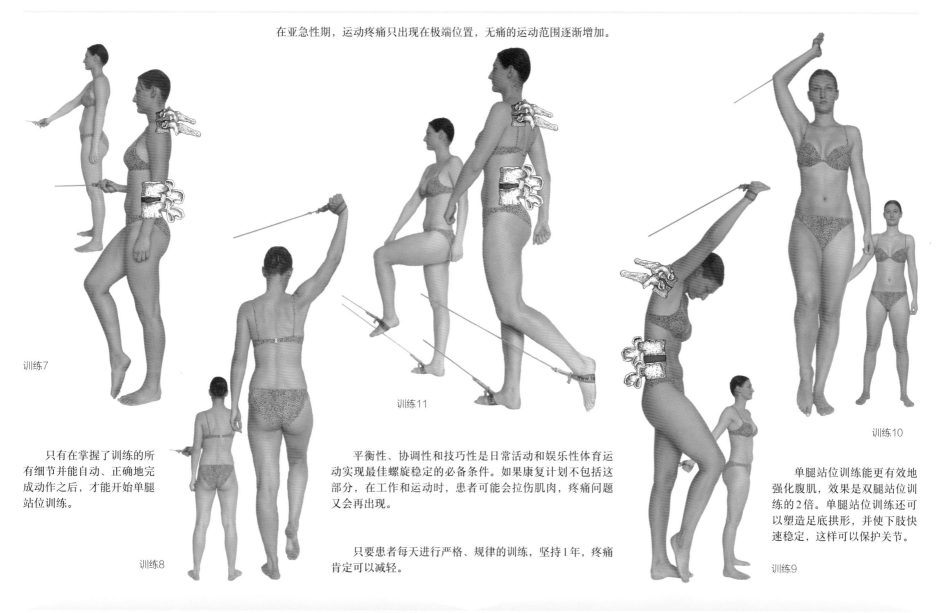

训练7

训练8

训练11

训练9

训练10

只有在掌握了训练的所有细节并能自动、正确地完成动作之后，才能开始单腿站位训练。

平衡性、协调性和技巧性是日常活动和娱乐性体育运动实现最佳螺旋稳定的必备条件。如果康复计划不包括这部分，在工作和运动时，患者可能会拉伤肌肉，疼痛问题又会再出现。

只要患者每天进行严格、规律的训练，坚持1年，疼痛肯定可以减轻。

单腿站位训练能更有效地强化腹肌，效果是双腿站位训练的2倍。单腿站位训练还可以塑造足底拱形，并使下肢快速稳定，这样可以保护关节。

日常的有效训练最重要，如螺旋稳定行走（最终发展到跑步）

恢复运动要求动作速度加快、身体平衡，主要练习上下肢的复杂动作、步行和短跑。患者需要不断地修正训练，以获得适应体育运动的恰当的运动模式。

我们把体育运动分为：

◎ 使用和支持螺旋稳定的运动——在这些运动中，尽可能地利用螺旋稳定。螺旋稳定训练是能整合到运动中的针对性训练。

◎ 不能利用螺旋稳定的运动——在这些运动中，必须有一个彻底的再生计划来更新螺旋稳定。螺旋稳定训练是用来防止运动系统损坏的。

我们认为以下项目是有助于自动螺旋稳定的运动：配合最佳的肩胛骨和上肢运动的行走、短跑和越野滑雪。在用螺旋稳定训练进行准备活动（10~15分钟）后，进行上述运动。

我们认为以下项目是整合了螺旋稳定的运动：大多数田径项目（短跑、长跑、标枪）、足球、网球和空手道。在用螺旋稳定训练进行准备活动（10~15分钟）后，进行上述运动。

我们认为以下项目是不能使用螺旋稳定的高风险运动：在举重机上进行重量训练（风险随着运动强度和时间的增加而增加）、曲棍球、地板球、高尔夫球、健美操、艺术体操、跆拳道、速降滑雪和单板滑雪。在用螺旋稳定训练进行准备活动（10~15分钟）后，进行上述运动。在运动结束后或在一天结束时，需要进行30分钟的螺旋稳定再生训练。

我们认为以下项目是不能使用螺旋稳定的非高风险运动：躺在垫子上的运动、健身球锻炼、瑜伽、肚皮舞、太极拳。这些运动需要螺旋稳定，但只有一些可以与螺旋稳定训练结合。我们建议使用螺旋稳定训练进行10~15分钟的准备活动。这些运动不适合患者，即使患者只选了其中一种运动，也会有肌肉拉伤的风险。

螺旋稳定训练的要求
1. 循序渐进：在掌握了训练的一个部分之后，再接着学习另一个部分。
2. 小力量训练：肌肉链中最薄弱的环节能够承受的力。
3. 重视疲劳：不要让运动引起疲劳。
4. 缓慢：运动速度不能超过稳定启动时间。

针对性训练
◎ 部位和时间的运动协调；
◎ 激活和整合螺旋稳定；
◎ 逐渐增加运动，同时继续保持最佳协调和稳定；
◎ 在继续最佳协调和稳定的同时强化肌肉；
◎ 在达到螺旋稳定和最佳运动能力时牵伸；
◎ 增加螺旋稳定的肢体运动范围。

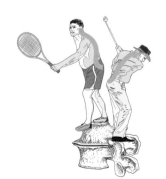

螺旋稳定训练的效果如果是不确定的，在以下过程中可能造成损伤：

◎ 在力量和时间上过度不规则；
◎ 大力量、快速、生涩、不协调的训练；
◎ 没有专业人员反复纠正的训练——有训练错误的风险。我们建议每周纠正1次（至少每月1次）。

以下情况需要由专业人员每日进行纠正：
◎ 疼痛性脊柱疾病（治疗开始阶段）；
◎ 骨质疏松症（治疗开始阶段）；
◎ 运动中枢控制障碍；
◎ 自控障碍和运动理解障碍。

如有可能，一名家庭成员可以来参加培训，让他在家对患者进行动作纠正。

螺旋稳定训练可以与其他的康复技术和运动计划相结合。

年龄限制
这些训练适合5~100岁人群。学龄前儿童的脊柱不会因为6~8小时的工作坐姿而变形，因此可以自发运动而不会出错。儿童可以观看教练的演示来学习训练动作。在我的学员中，年龄最大的人是93岁的老人。

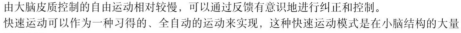

由大脑皮质控制的自由运动相对较慢，可以通过反馈有意识地进行纠正和控制。

快速运动可以作为一种习得的、全自动的运动来实现，这种快速运动模式是在小脑结构的大量参与下实现的。

运动模式是在有规律地重复之后创建的。在进行了新培训后，这些模式可以更改。

对于螺旋稳定训练，以下情况适用：

◎ 基本运动要达到最佳协调，必须每天训练10~15分钟。如果不坚持每天训练，就会对运动控制和单侧运动造成负面影响，并且错误的运动模式会一直持续。

◎ 运动需要最佳的、快速的动作，即自动协调动作。这可以通过之前对这项运动所需的所有姿势和动作的定期训练来实现。首先要慢慢训练，训练要有重点和绝对的控制权。稍后，患者可以加快动作速度。在准备运动中，必须达到骨盆、胸部和头部的自动最佳协调和稳定，只允许四肢自由活动。

◎ 针对性训练是自动的、最佳的、快速协调和稳定的，是必须完成的有助于肌肉协调（牵伸和强化）的训练。为了实现这些目标，运动员必须每天训练30分钟。

在过去30年的2万名患者中，我遇到了很多50岁以下且有脊柱和大关节疾病病史的患者，他们的主要病因是没有做有针对性的准备活动而进行了错误的体育运动。与普通人相比，运动员持续使用错误动作的次数要多得多，而且动作的力量更大、速度也更快，所以错误动作的负面影响成倍增加。所谓的健康运动是一个悖论，如果没有准备活动而自发进行运动，往往会对健康造成永久性的损害。

我们经常看到，高质量的针对性训练不仅可以预防体育运动对运动系统的破坏，而且可以大大提高运动成绩。

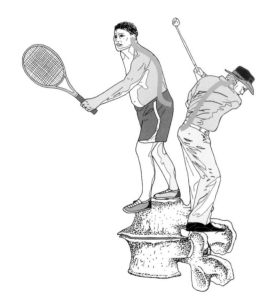

如果无法每天有规律地开展针对性训练，就有运动系统受损的风险

适用于使用螺旋稳定训练进行治疗的诊断

主要适应证

M40～M43　变形性背部病变

M40　脊柱后凸和前凸

M41　脊柱侧凸　　　　　　M43.0　脊柱滑脱

M43.1　脊柱前移　　　　　M45　强直性脊柱炎

M47　脊柱关节强硬　　　　M48　其他脊柱疾病

M50　颈部椎间盘疾病

M50.0　颈部椎间盘疾病伴脊髓病

M50.1　颈部椎间盘病变伴神经根病变

M50.3　颈部椎间盘变性

M51.0　腰椎及其他椎间盘病变伴脊髓病变

M51.1　腰椎及其他椎间盘病变伴神经根病变

M51.4　施莫尔结节　　　　M53.0　颈颅综合征

M53.1　颈臂综合征　　　　M53.2　脊柱不稳定

M54　背痛

M54.1　颈神经根炎　　　　M54.2　颈痛

M54.3　坐骨神经痛　　　　M54.4　腰痛伴坐骨神经痛

M54.5　下背部疼痛　　　　M54.6　胸椎疼痛

M15～M19　关节病

M16　髋关节病　　　　　　M17　膝关节病

M20～M25　其他关节疾病

M20.1　后天性外翻　　　　M21.4　后天性扁平足

M23　膝关节内部疾病

M75　肩关节损伤

M76　下肢肌腱端病

M79.1　肌痛

M81　无病理性骨折的骨质疏松

M35　结缔组织的其他系统性受累

M35.7　过度活动综合征

R25～R29　累及神经、肌肉和骨骼系统的症状和体征

R26　步态和运动异常　　　R42　头晕和眩晕

R51　头痛

G00～G99　神经系统疾病

G43　偏头痛　　　　　　　G44　其他头痛综合征

G44.2　紧张性头痛

次要适应证

螺旋稳定训练只属于治疗的一部分（适用性和训练强度必须由医生考虑）。

骨科

手术准备和术后康复：脊柱（椎间盘突出、退行性疾病、脊柱创伤和肿瘤创伤）、髋关节、膝关节、踝关节和肩关节

意外伤后的康复治疗

内科

E66.0　肥胖症

I10.11　原发性高血压

I25　慢性缺血性心脏病

J45　哮喘

R00　心脏搏动异常（心动过速、心动过缓）

R07　咽痛和胸痛

K30　消化不良

妇科

N70.1　输卵管和卵巢慢性感染

N81　女性生殖系统脱垂

N94　与女性生殖系统和月经周期有关的疼痛和其他状态

N97　女性不孕症

妇科手术后康复治疗

R32　尿失禁

泌尿外科

N30.2　慢性膀胱炎

N41.1　慢性前列腺炎

N46　男性不育症

外科

手术后康复：腹壁、胸部

K40　腹股沟疝

K43　腹疝

K56　麻痹性肠梗阻预防

K91　消化系统手术后疾病

神经科

G35　多发性硬化

G46.3　脑干卒中发作综合征

A80　儿童脊髓灰质炎（5岁及以上）

螺旋稳定训练对内脏功能的影响

胸部

◎ 增加胸椎、肋骨的活动度；

◎ 增加呼吸时胸部的运动范围；

◎ 改善肺部的通气功能，参与肺部疾病治疗；

◎ 通过增加胸部容积，产生负压，改善回流静脉的血流量；

◎ 胸部活动灵活对心脏功能有益；

◎ 螺旋稳定训练是一种很好的心血管训练，可以依据不同强度参与心血管疾病的治疗。

腹部

腹部肌肉的交替紧张和放松导致腹腔内的压力显著变化。对胃肠道器官进行密集按摩，治疗胃肠道疾病（消化问题）。

对下腹部和骨盆的影响如下：

◎ 强化骶髂关节和腰椎的活动度；

◎ 实现骨盆的最佳静态姿势；

◎ 不同的压力在腹腔内产生；

◎ 加强对泌尿道的按摩；

◎ 改善泌尿道的血液流动，影响营养和免疫；

◎ 放松阴部管，使盆底和生殖器官毛细血管充盈，改善神经支配；

◎ 强化骨盆底部的肌肉。

头部

◎ 平衡头部的位置；

◎ 放松因颈部扳机点增加的肌张力；

◎ 消除头痛的根源；

◎ 优化椎动脉、颈静脉和颈静脉的走行；

◎ 改善流向头部的血液；

◎ 影响自主神经系统。

免疫系统

◎ 适当运动可提高体温；

◎ 改善血液循环；

◎ 改善局部血流（咽部、扁桃体、泌尿道等）。螺旋稳定训练可作为免疫系统的非特异性刺激应用。

中枢神经系统

运动产生内啡肽，缓解疼痛，改善情绪。

第七章
螺旋稳定训练的基本手法治疗技术

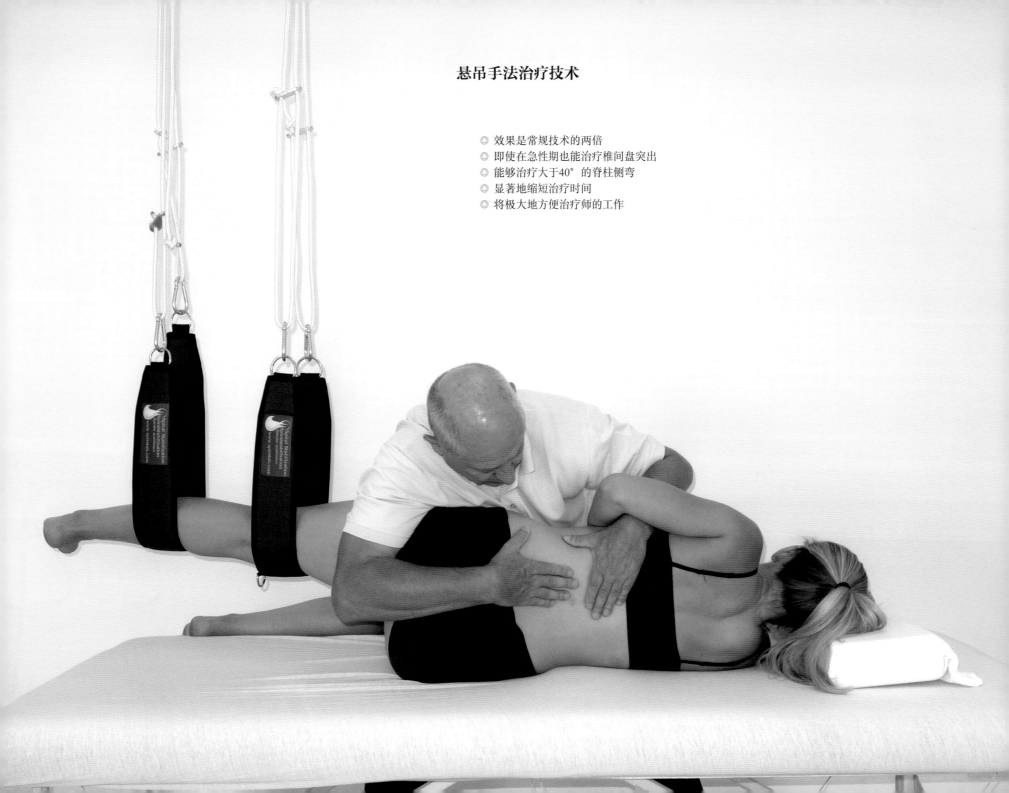

悬吊手法治疗技术

◎ 效果是常规技术的两倍
◎ 即使在急性期也能治疗椎间盘突出
◎ 能够治疗大于40°的脊柱侧弯
◎ 显著地缩短治疗时间
◎ 将极大地方便治疗师的工作

手法治疗

手法治疗有一个主要目的，就是放松肌肉紧张，因其阻碍了训练的最佳运动方式，阻止了螺旋稳定的产生。

应用

软组织：针对性按摩。找出个别肌肉并按摩，仔细寻找肌肉中紧张的肌纤维。当肌肉中的纤维同时被拉紧，经常能找到紧张的肌纤维，这是很常见的（阻止了周围肌纤维的运动并使它们变弱）。我们放松紧张的肌纤维，这样做对变弱的肌纤维也有利。这就是我们在肌肉内部恢复肌肉平衡时用到的方法。按摩后手法牵伸肌肉，使肌肉恢复原有长度。体位放松（在训练后牵伸肌肉）可以更有效地牵伸肌肉，但这更耗时，需要患者的理解与配合。

脊柱和关节：牵引（伸展）和移动（增加灵活性）。

最终效果

软组织：放松肌肉紧张，改善营养（血液流向肌肉），促进失能肌肉的恢复。

脊柱和关节：减少脊柱结构、椎间盘、椎间关节、关节软骨、髋关节和膝关节的压力，恢复受限关节的活动度，恢复关节最佳位置。

神经：减轻神经卡压，缓解因肌肉引起的神经走行路径紧张，释放因肌肉间张力不平衡引起的神经牵拉和压迫。

体形：身体平衡姿势。

目标

消除疼痛；消除运动障碍，即单个关节的运动限制；消除止痛姿势（因疼痛导致的变形的姿势）。

如果身体平衡的话，则有了训练的基础条件。通常经过一小时的手法治疗就可以达到平衡姿势，开始训练，治疗过程会明显加快。这就是为什么手法治疗是运动治疗刚开始时的必要辅助。

技术的选择

通过触摸，我们获得肌肉紧张状况的信息。

通过缓慢地按摩，我们放松肌肉；同时，我们通过触摸检查肌肉是否放松。

当发生以下情况时，无法放松肌肉：

◎ 速度太快——按摩的肌肉非但没有放松，反而变得紧张起来；

◎ 用力过大——这会引起疼痛，也会增加肌肉紧张；

◎ 在错误的部位进行按摩——对单块肌肉的解剖结构及其与其他部位的相互关系有很好的了解是必要的。

手法治疗技术要有正确的按摩顺序，原则是：各个技术必须有恰当的先后顺序，必须事先了解运动系统的情况并事先制订治疗计划。

手法治疗不能做到的事情

◎ 强化虚弱的肌肉；

◎ 牵伸因交互抑制而丧失能力的肌肉；

◎ 反复保持肌肉协调；

◎ 创建肌肉链；

◎ 优化运动模式。

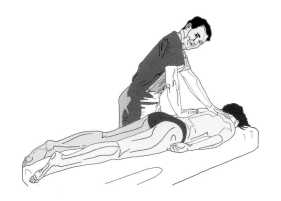

手法治疗和螺旋稳定训练塑造了协调的身体，可以在康复治疗、针对性训练、再生训练和运动准备中找到应用手法治疗的机会。

在治疗椎间盘突出的过程中，我们认为旋转和加压技术是禁忌性的（简单地说是不合适的）。可用的主要技术为手动牵引并配合按摩。

手法治疗不能代替训练，但它能显著加快和加强训练的积极效果。

有针对性的按摩是手法治疗最重要的部分。

手法治疗和螺旋稳定训练塑造了协调的身体

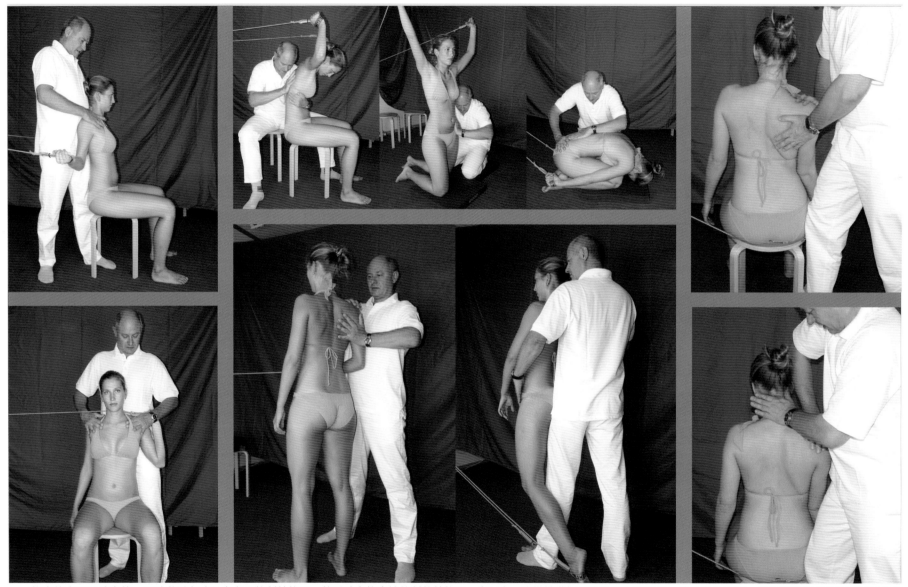

按摩技术和运动牵伸：通过激活主动肌来交互抑制拮抗肌，然后动态按摩被抑制的拮抗肌。实际上，这样做增加了放松肌肉的效果，并且容易实现，而其他的技术不能达到这个效果，因此，这种治疗能更快见效。

4种卧位手法治疗技术，可加速或保证实现运动治疗的效果

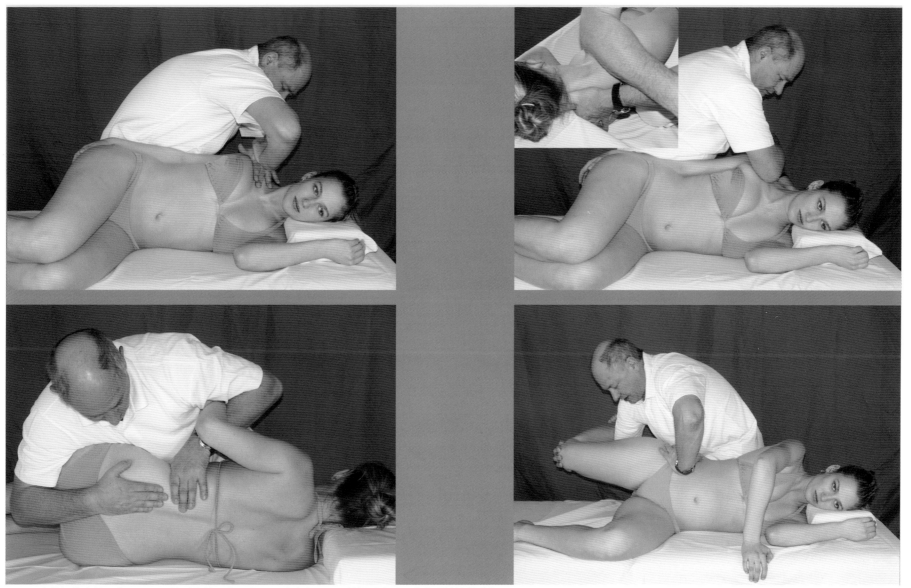

手动放松并牵伸那些阻碍了最佳训练效果的肌肉。手法治疗是重要的辅助方法，能使训练持续进行。
手法治疗技术包括4种基本技术，对调整背部肌肉、肩部和骨盆的前肌群和颈部肌肉是非常有必要的。

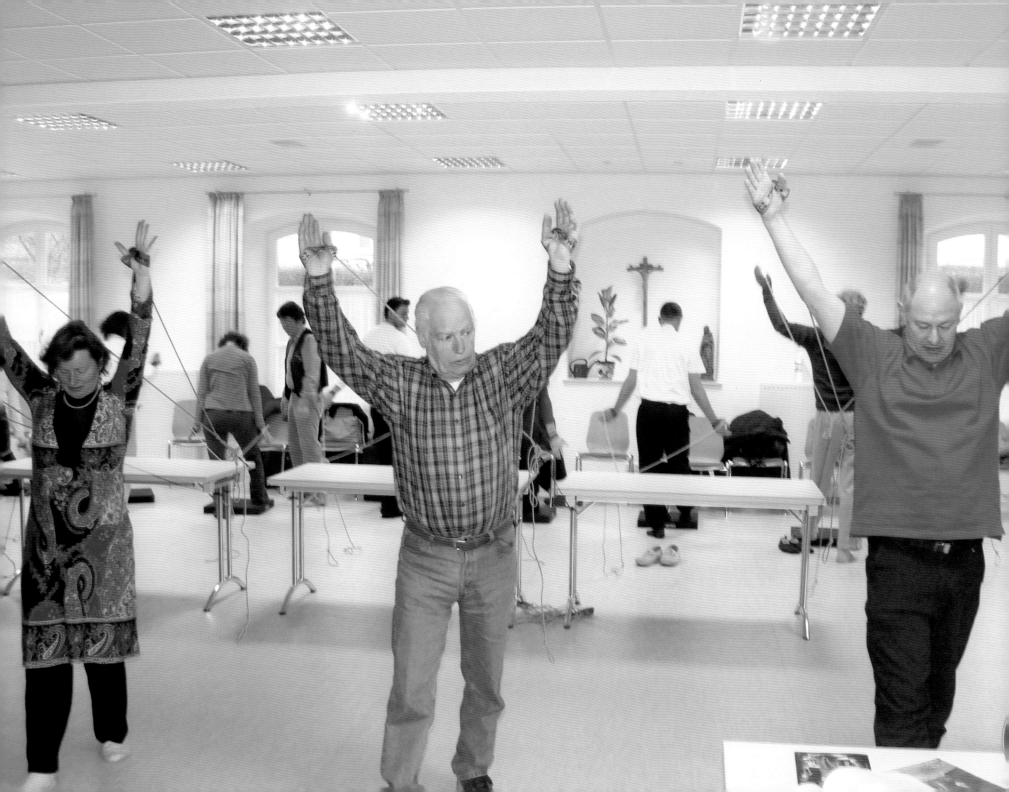

第八章
治疗案例

网球运动过度导致的背部椎间盘突出

网球运动导致的椎间盘突出是错误的肢体协调性和不正确的运动稳定模式造成的。

典型的最佳运动方式是减少垂直稳定，激活动态螺旋稳定。

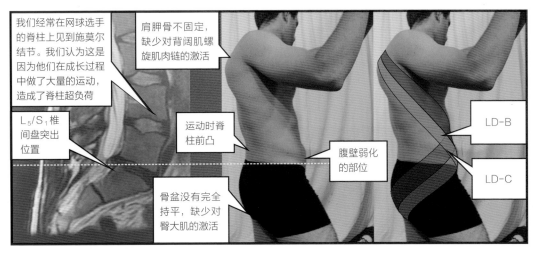

我们经常在网球选手的脊柱上见到施莫尔结节。我们认为这是因为他们在成长过程中做了大量的运动，造成了脊柱超负荷

L_5/S_1椎间盘突出位置

肩胛骨不固定，缺少对背阔肌螺旋肌肉链的激活

运动时脊柱前凸

腹壁弱化的部位

骨盆没有完全持平，缺少对臀大肌的激活

LD-B

LD-C

螺旋稳定训练纠正错误的协调性和稳定模式。

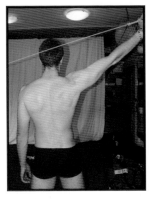
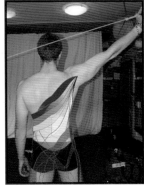
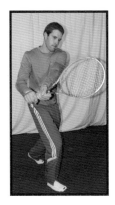

针对LD-B、LD-C做螺旋稳定训练。向下固定的肩胛骨激活腹部斜肌，并稳定骨盆和下腹部。因此L_5/S_1椎间盘受到保护，免于超负荷运动

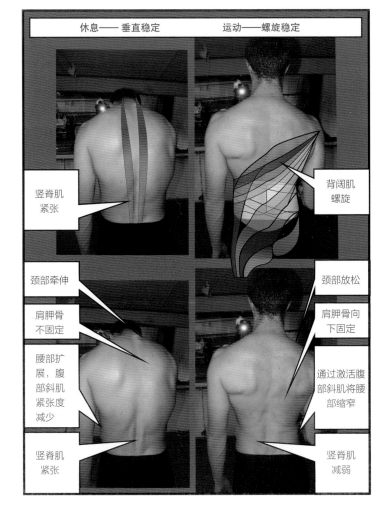

休息——垂直稳定	运动——螺旋稳定

竖脊肌紧张

颈部牵伸

肩胛骨不固定

腰部扩展，腹部斜肌紧张度减少

竖脊肌紧张

背阔肌螺旋

颈部放松

肩胛骨向下固定

通过激活腹部斜肌将腰部缩窄

竖脊肌减弱

网球运动员在打网球时没有让竖脊肌减弱。竖脊肌的肌张力增加导致了椎间盘营养障碍、椎间盘退化和移位。纠正的方式是将螺旋稳定重新激活并减弱竖脊肌。上面的图片显示了患者可以通过训练改善这一问题。更困难的任务是将螺旋稳定整合到网球运动中。需要注意的是，螺旋稳定训练需要从最开始培养网球运动员时就进行，而不是当椎间盘突出时才进行。我们的经验是人们普遍忽略了肌肉再生训练和针对性训练。这将阻碍网球运动员的表现，并最终损害他们的健康。

慢性椎间盘突出的治疗、再生和针对性训练计划

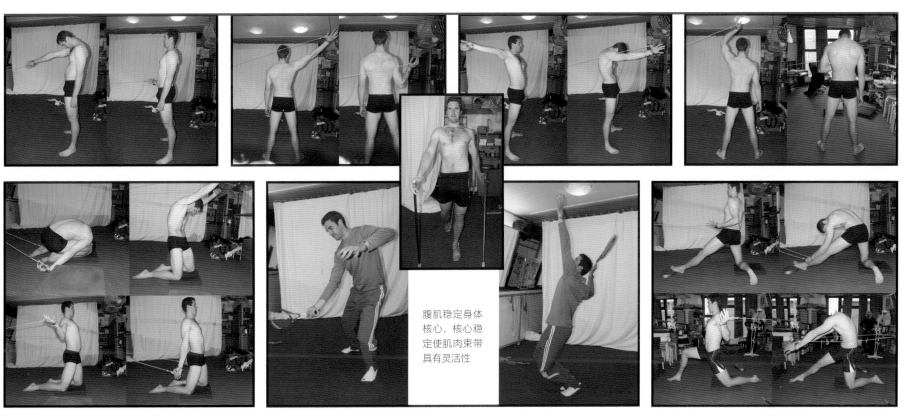

腹肌稳定身体核心，核心稳定使肌肉束带具有灵活性

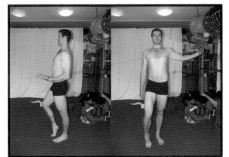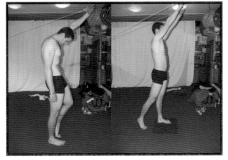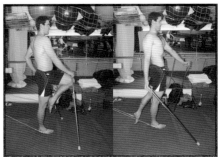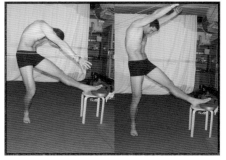

在不产生疼痛的运动范围内，患者通过简单的训练开始治疗，他使用轻微的力量缓慢地运动。当控制住了疼痛、缓解了症状后，患者可以增加动作速度、力量和训练难度。训练必须循序渐进，最后达到运动员需要的正常强度。

从治疗椎间盘突出到为网球运动而训练

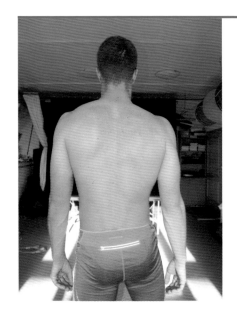

在最开始，肌肉的放松和激活都不充分

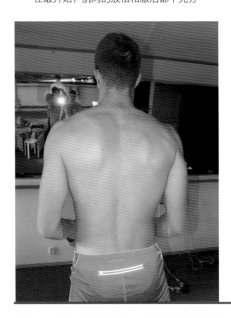

我们从动作分析开始，寻找患者的错误。因此，我们拍摄了一系列图片主人公彼得击打网球的照片。发现问题后及时协调他的动作，整合动态稳定肌肉链。

动作分析揭示了以下错误：

1. 肩胛骨向上固定错误，无法充分地激活肌肉链LD-B、LD-C。

2. 肌肉链LD-B、LD-C无法起作用，表明在反手击球、正手击球和发球时下腹部没有充分整合。

3. 没有整合的下腹部需要激活竖脊肌垂直肌肉链来代偿。

4. 竖脊肌垂直肌肉链压迫L_5/S_1椎间盘，并形成椎间盘突出。

5. 在时间和空间方面彼得的运动协调出现了障碍。时间上，手臂错误地先被激活了。正确的协调顺序是骨盆、腹部、手臂。空间错误为骨盆不平衡、运动时体轴倾斜和脊柱前凸。

根据动作分析的结果，我们为彼得制订了治疗、修复和再生计划。

1. 以稳定下腹部为目的，训练背阔肌螺旋肌肉链。

2. 减弱竖脊肌垂直肌肉链，并将其纵向伸展。

3. 针对受损节段，螺旋肌肉链形成牵引力，使得这部分可以再生。

4. 通过逐渐加快训练，动作变为自动化，并与网球击球动作融合。

彼得最开始有长达1年的背部剧烈疼痛，并延伸到腿部。这种情况在网球运动后显著恶化，但是他作为专业运动员，必须坚持打球。

第1个月，我们改善了彼得的运动质量。彼得感觉从背部扩散到腿部的锐痛在逐步减少。

第2个月，彼得只感觉局部钝痛，疼痛会随着螺旋稳定训练而减少，但是打网球后又会重新开始疼痛。这种疼痛在螺旋稳定训练30分钟后减轻。之前，剧痛会在比赛后持续1周。

到了第4个月，彼得不再感到疼痛，并可以没有任何障碍地完成整场比赛。

第9个月，彼得取得了人生中最好的比赛成绩，他在世界锦标赛中打入半决赛。他是如此评价训练效果的："我打球更自由了，比起以前，我的疲惫感来得更晚了。"产生这一效果，是因为螺旋稳定训练可以非常高效地放松交互抑制的肌肉，所以肌肉的血液循环更通畅，从而高效再生。

每天、赛前、赛后，甚至彼得之后的整个人生都必须进行螺旋稳定训练。这是运动员的生活方式。

除此之外，彼得展示了更重要的事。在使用了1年的绿色强度标准绳（非常小的力度）以后，彼得的身体肌肉很好地发育了。这证明即使是很小强度的训练，但通过使用复杂的肌肉链，仍可以拥有强壮的肌肉。大力度训练则会给脊柱带来过大的压力。

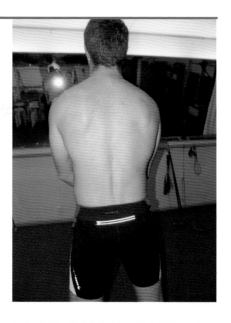

训练1年后，肌肉的放松和激活变得更快、更强

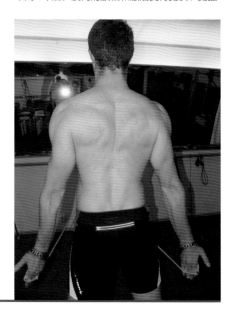

错误的垂直稳定（击球时）

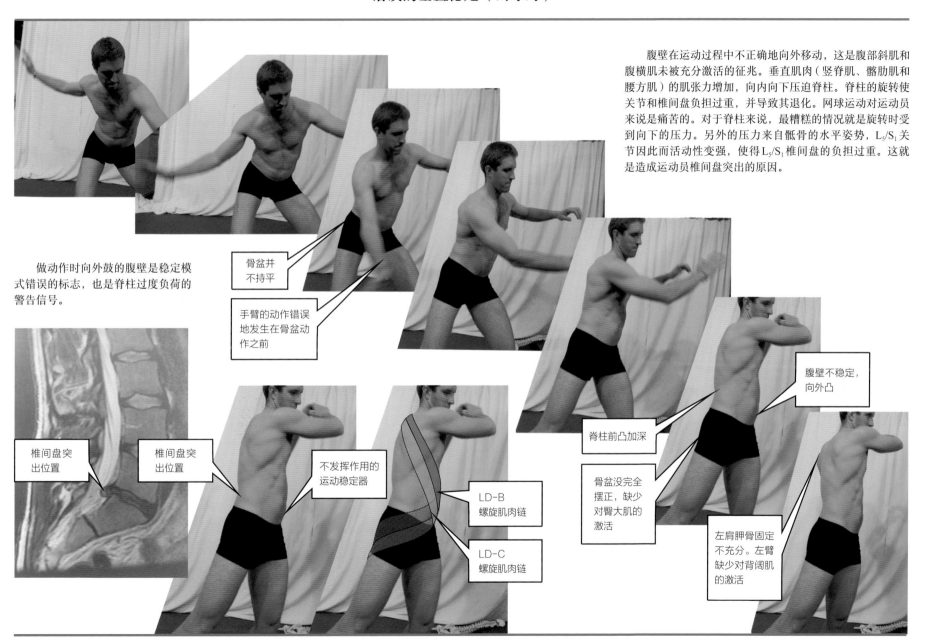

腹壁在运动过程中不正确地向外移动，这是腹部斜肌和腹横肌未被充分激活的征兆。垂直肌肉（竖脊肌、髂肋肌和腰方肌）的肌张力增加，向内向下压迫脊柱。脊柱的旋转使关节和椎间盘负担过重，并导致其退化。网球运动对运动员来说是痛苦的。对于脊柱来说，最糟糕的情况就是旋转时受到向下的压力。另外的压力来自骶骨的水平姿势，L_5/S_1关节因此而活动性变强，使得L_5/S_1椎间盘的负担过重。这就是造成运动员椎间盘突出的原因。

做动作时向外鼓的腹壁是稳定模式错误的标志，也是脊柱过度负荷的警告信号。

骨盆并不持平

手臂的动作错误地发生在骨盆动作之前

椎间盘突出位置

椎间盘突出位置

不发挥作用的运动稳定器

LD-B 螺旋肌肉链

LD-C 螺旋肌肉链

脊柱前凸加深

骨盆没完全摆正，缺少对臀大肌的激活

腹壁不稳定，向外凸

左肩胛骨固定不充分。左臂缺少对背阔肌的激活

网球运动员利用腹部斜肌和腹横肌达到最佳的运动稳定

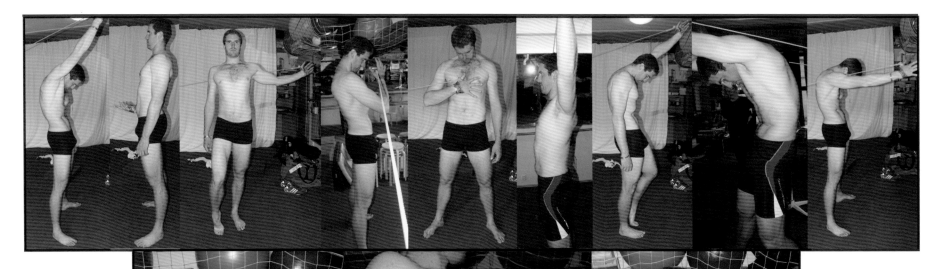

在做动作时，腹壁向内收是正确的螺旋稳定的标志，也是理想地激活了腹肌的标志。

肩胛间肌、腹部斜肌和臀肌是发出每一次击球动作时的必要的稳定肌。

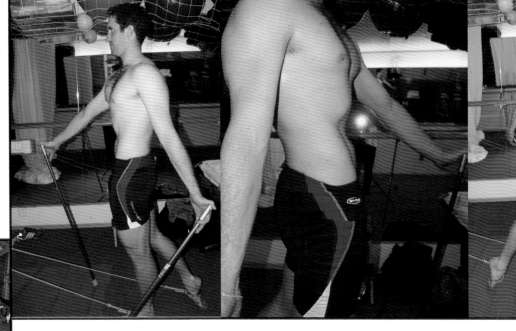

最佳训练 = 运动螺旋稳定。

由于腹部斜肌和腹横肌的激活，腹壁向内收缩。垂直走行的肌肉放松，脊柱向上伸展。这项训练减轻了运动员的疼痛。在完成缓解疼痛的训练之后，开始再生和针对性训练。

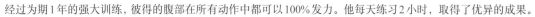

经过为期1年的强大训练，彼得的腹部在所有动作中都可以100%发力。他每天练习2小时，取得了优异的成果。

颈臂综合征

腿、骨盆和腹部稳定，肩胛骨向下固定，头部处于轴位，颈部放松

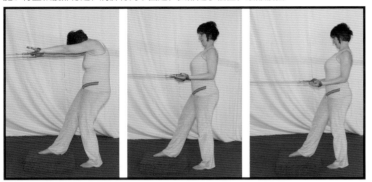

患者颈部疼痛6年。在1年以前，疼痛剧烈并扩展到她的右臂。X线检查显示 C_5/C_6 和 C_6/C_7 椎间盘退化，磁共振也发现在这两个部位出现了椎间盘突出。

通过每天2次、每次20分钟的训练，患者的疼痛逐渐减弱，并在1个月后完全消失。由于患者每天在电脑前工作8小时，为了预防疼痛的再次发生，她必须继续坚持训练。适当的按摩也可以伸展颈部，但最主要的治疗还是螺旋稳定训练。

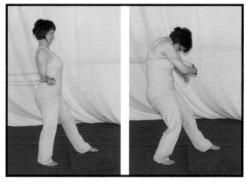

保持骨盆和身体稳定时，颈部伸展至前倾位

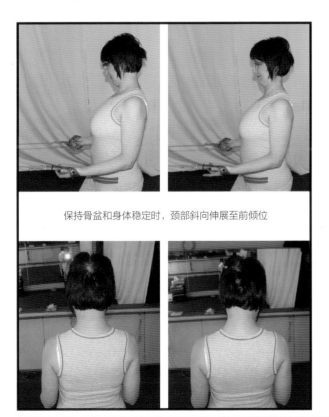

保持骨盆和身体稳定时，颈部斜向伸展至前倾位

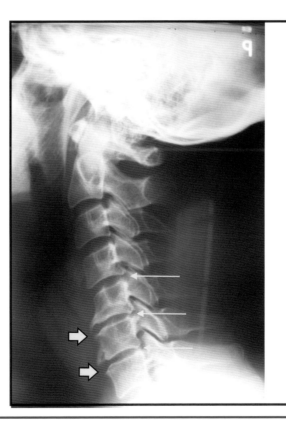

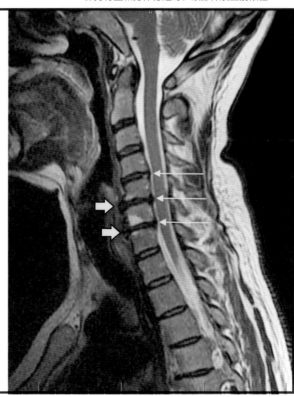

颈臂综合征

稳定骨盆和身体，头部处于轴位，颈部向旋转位、前位、侧位和后位伸展

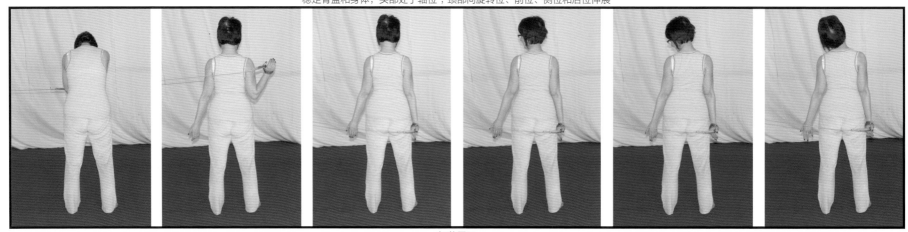

细节展示

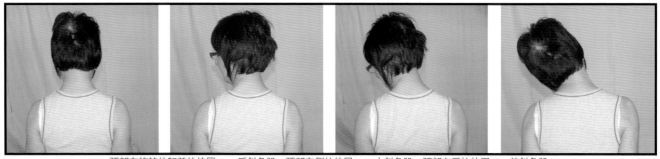

颈部向旋转位和前位伸展 ——后斜角肌，颈部向侧位伸展 ——中斜角肌，颈部向后位伸展——前斜角肌

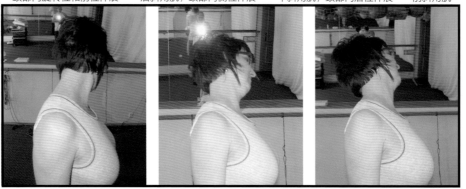

颈臂综合征

通过颈部以下的运动带动颈部运动，这是因为在下肢训练时身体的旋转带动了颈部。

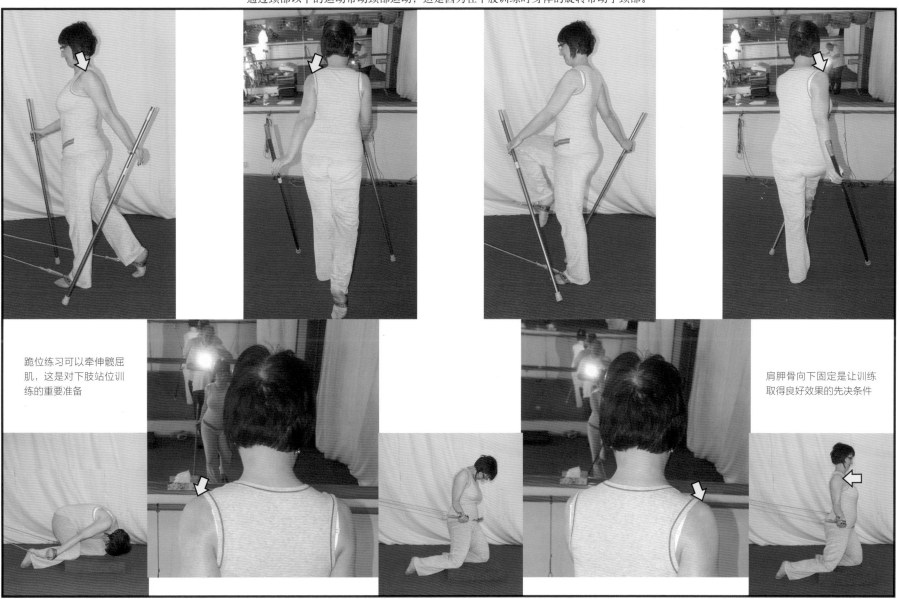

跪位练习可以牵伸髋屈肌，这是对下肢站位训练的重要准备

肩胛骨向下固定是让训练取得良好效果的先决条件

颈臂综合征

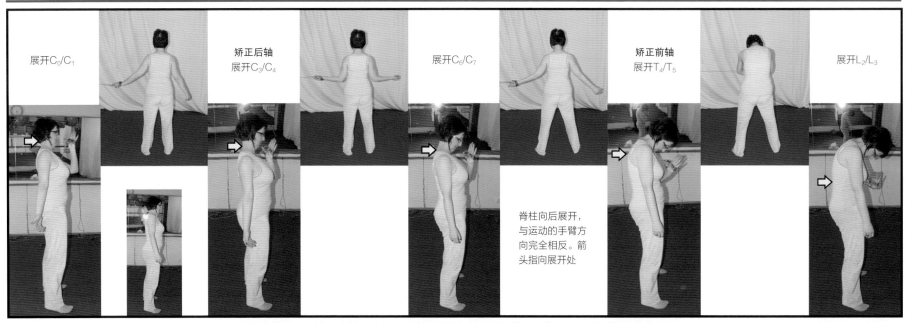

展开C₀/C₁ 矫正后轴 展开C₃/C₄ 展开C₆/C₇ 矫正前轴 展开T₄/T₅ 展开L₂/L₃

脊柱向后展开，与运动的手臂方向完全相反。箭头指向展开处

在稳定胸大肌螺旋肌肉链（腹部、骨盆和小腿）的同时，椎骨逐节展开形成屈位（弯曲）。

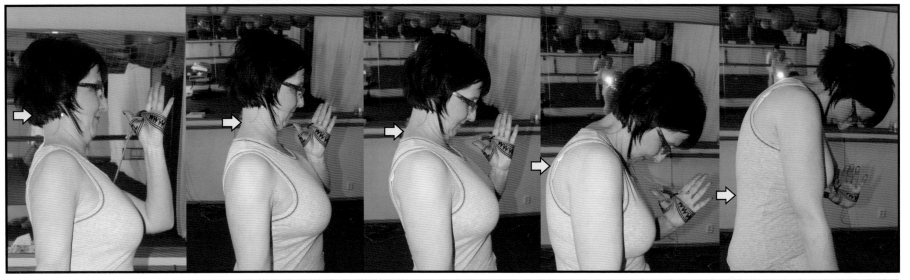

髋关节炎、关节假体准备和后续治疗

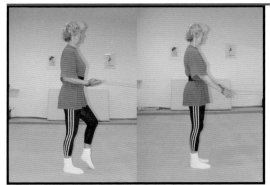
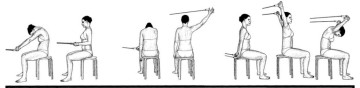
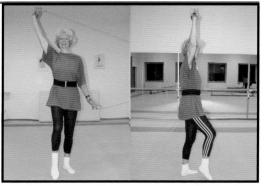
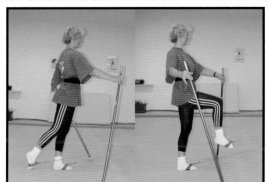
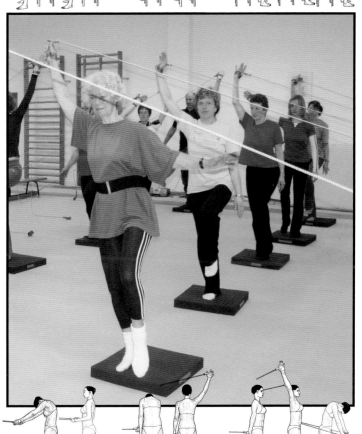
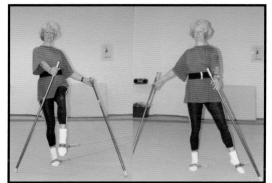
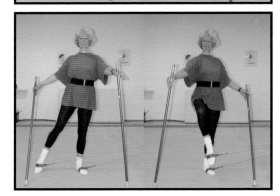
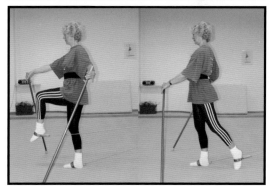

　　髋关节炎和膝关节炎的治疗、关节假体的准备和后续治疗有着相同的理论基础。患者从坐位开始练习，塑造出腹部肌肉束带并使肩带肌肉协调。患者将用双腿站立的姿势继续相同的训练，并保持身体直立和骨盆平衡。之后，患者增加了单腿站位训练，站立姿势因此而变得更加稳定。最后，患者开始训练下肢，并让盆带实现肌肉协调。患者的训练还会用到协调与稳定步态的原理。患者在手术6个月前开始训练，并在手术后继续练习6个月。

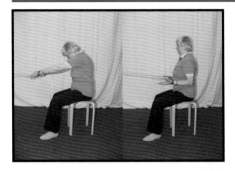
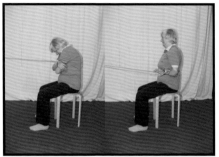
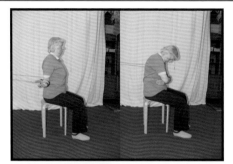
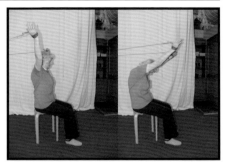

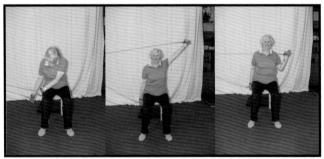
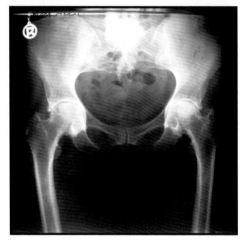
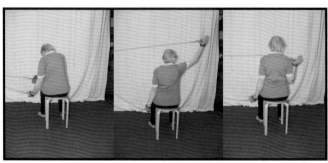

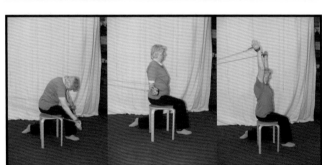
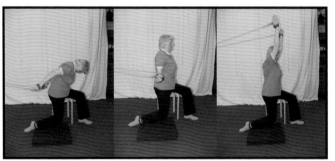

　　为准备髋关节的手术，训练从坐位开始。患者在手术3天后就需要重复此训练。这一训练能使身体和头部保持直立位置，伸展肩带前肌群，放松并伸展颈部。训练的主要目的是强化腹部肌肉并将其整合到螺旋稳定链中。强化手臂肌肉也是至关重要的，因为手术后需要手持拐杖行走。

　　在髋关节手术后，当用拐杖辅助行走时，没有准备好的患者通常会让颈部和肩部的脊柱负担过重，引发颈臂综合征及肩关节疼痛。做好充分准备并在术后及时开始训练的患者则不会发生上述情况。螺旋稳定训练可以充分地减轻脊柱负担。

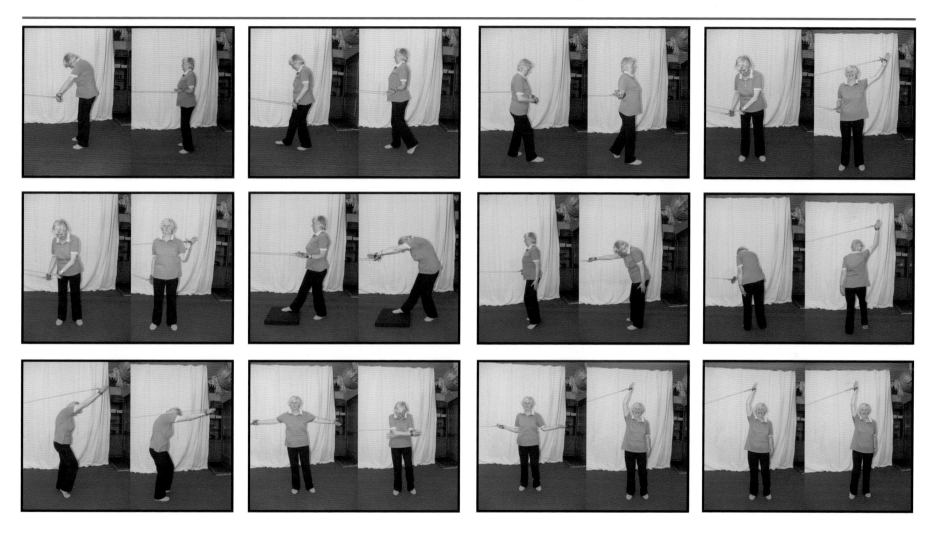

　　患者将用站立的姿势继续相同的训练。首先双腿站立，之后交替抬起足跟。这些训练使用螺旋肌肉链来稳定身体，让身体保持直立平衡，形成为行走准备的稳定站立腿，并动员整个脊柱。

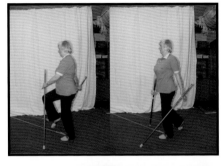 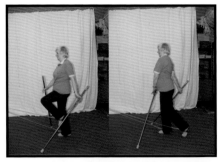 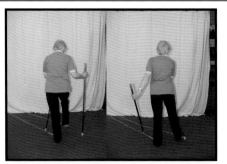 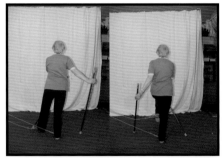

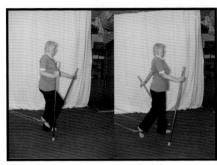 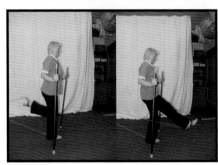 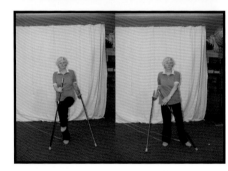 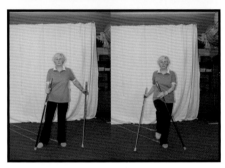

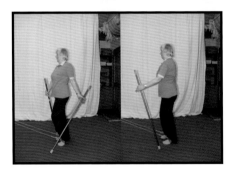 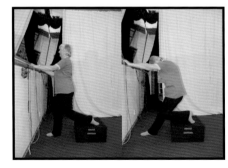 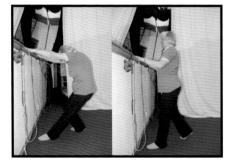 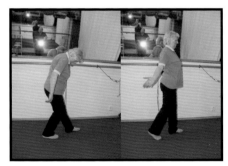

　　紧接着是下肢训练，训练目的是强化并牵伸所有的腿部肌肉。但是，主要目的还是强化臀大肌，牵伸髋屈肌。以主动弱化的方式牵伸髋关节内收肌群也很有必要，患者通过不使用弹力绳的辅助训练来实现这一点。

　　我们在为期1周的住宿治疗期间与患者共同完成了上述计划。她在夜间感受到的疼痛完全消失，行走能力也提高了，而且她还可以在布拉格的坚硬路面上每天走3小时也不感觉疼痛。通常在3个月的常规训练后，患者就可以达到很好的肌肉协调与运动协调。髋关节的压力减轻，疼痛减少，有可能使手术延期。

　　我们最大限度地展示了相关训练动作，但是，患者可能只需要做4~6个动作。

扁平足、蹬外翻

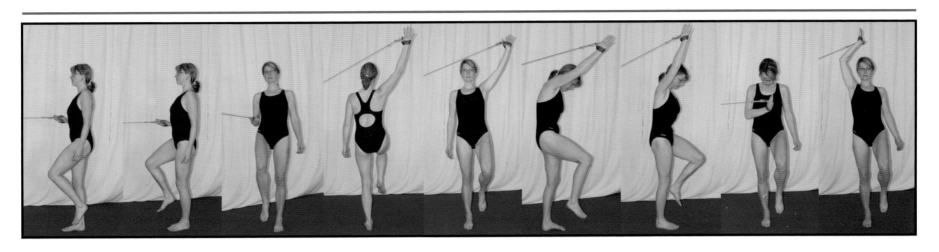

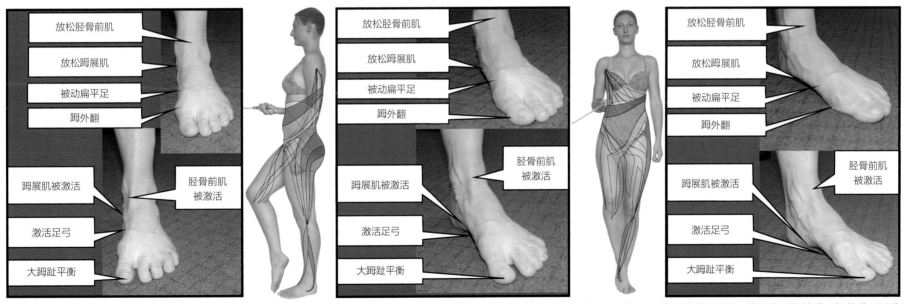

　　扁平足和蹬外翻是腿部螺旋稳定失常的表现，因此重建螺旋稳定是治疗的必要手段。螺旋链将手臂的运动与腹部斜肌相连，这一连接由臀大肌延续，并延伸到阔筋膜。阔筋膜可调节能抬高足弓的胫骨前肌。当足弓抬高时，蹬展肌被整合，大蹬趾回到平衡位置。当行走具备最佳协调与稳定步态时，足弓形成。具体来说，行走时的手臂运动形成了足弓，并激活了螺旋稳定。因此，足弓是整个身体的功能之一，而不仅仅是一个局部结构。这就是为什么我们必须重建复杂的螺旋稳定来进行系统治疗，而不是只治疗局部。没有足弓的话，行走的动作不可能稳定。

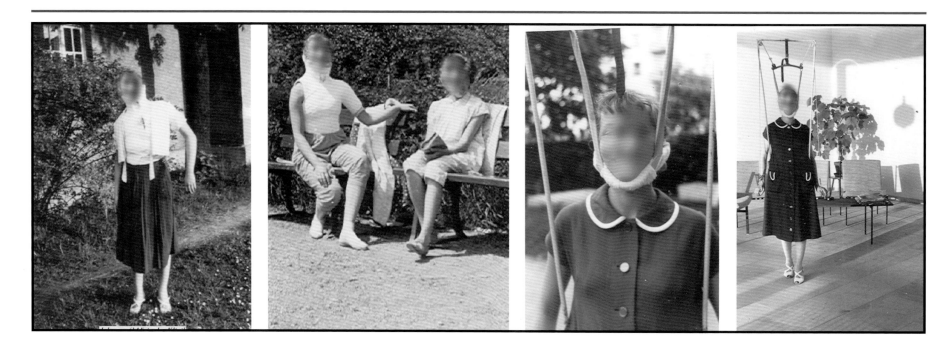

　　在患者12岁的时候，她的身体出现了非结构性的脊柱侧弯，并逐渐恶化。医生让她穿矫正束身衣，却没有给予任何恢复性治疗，之后医生还决定通过骨移植手术来控制脊柱侧弯。看看上面的照片，我们可以想象到这个女孩承受的煎熬，而且这种煎熬是长年累月的。医生出具的诊断结果是先天性脊柱侧弯。

　　"先天性脊柱侧弯"的意思是不知道来由的脊柱侧弯。但是，我们并不认为这一疾病的来由是未知的。在我们看来，脊柱侧弯来源于运动协调和稳定的失常，即周围部件发育的方向失调——一种复杂的全身肌肉失衡。这种失衡通过错误的动作，错误地塑造了身体结构，包括脊柱、胸部、骨盆、腿关节和足弓。在患者快速成长的阶段，这些错误造成了脊柱侧弯。在这种时候，可以认定脊柱侧弯是一种急性疾病并需要立即治疗。

　　脊柱侧弯的主要问题是螺旋肌肉链未被充分激活，这导致螺旋肌肉链无法工作及无法创造出向上的牵引力。脊柱缺少向上的延伸，使纵向肌肉拉着脊柱向下向内，因此加深了脊柱侧弯的曲线。另外，错误的姿势和（通常是）右肩胛骨失常阻碍了螺旋肌肉链对脊柱的影响。我们认为，右肩胛骨向上向前拉，是失常现象的来源。这种负面影响主要来自右手，它因写字而承担了过大的压力。右手使用鼠标也同样会造成这种负面影响。

　　多年的治疗经验告诉我们，年轻人通过1~3个月的训练，补偿非结构性的弯曲（椎骨未变形或未发生更严重的退变）是有可能的。每天训练2次，每次30分钟。当然，正确的训练动作很重要。在生长发育期，为了补偿弯曲，每天多练习10~15分钟也是必需的，因为失代偿的趋势仍然存在。

　　前文提到的矫形手术并不能解决致病原因。因为致病原因不在脊柱，而在脊柱外——在运动的方向或方式上（运动会对结构的产生形成影响）。患者的脊柱侧弯在50岁以后恶化。肌肉弱化会导致严重的椎间盘、椎间关节退化，以及椎体结构重建——变成半椎体，结果是更窄的椎管——椎管狭窄，以及颈椎、胸椎和腰椎负担过重。在颈部，过度承压会导致颈臂综合征，并使头部过度承压，胸部区域呼吸受限——脊柱后凸。

　　即使已经67岁，患者仍然可以经过4个月的治疗而改善症状，包括调整相关功能、缓解疼痛及提高生活质量。身体健康了，也会在一定程度上改善心理健康。

脊柱侧弯2　脊柱侧弯有明确的原因——螺旋稳定失常

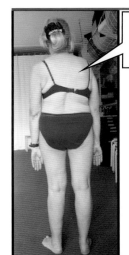

1a）右肩胛骨失常，背部肌肉弱化，导致侧弯曲线形成

患者67岁。她比青春期时要矮15cm。脊柱侧弯是由螺旋肌肉链产生的牵引力失常引起的。

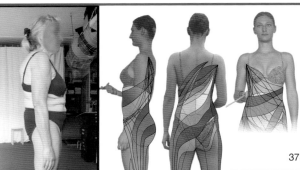

通常情况下，脊柱侧弯的原因是右肩胛骨失常。这会导致背阔肌螺旋肌肉链和前锯肌螺旋肌肉链无法被激活，继而造成腹部斜肌和臀大肌失常，最终导致背部、骨盆、膝关节和足弓静态失常。通过治疗调整右肩胛骨的功能，激活背阔肌螺旋肌肉链和前锯肌螺旋肌肉链，那么上文提到的区域失常就可以通过规律的训练自动纠正。

1b）右肩胛骨失常，胸部肌肉短缩，胸部曲线产生

2）腹部斜肌和腹横肌失常，背部脊柱稳定失常，侧弯曲线产生，牵引力缺失，身体缩小

4）膝关节静态失常

5）足弓失常

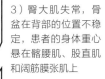

3）臀大肌失常，骨盆在背部的位置不稳定，患者的身体重心悬在髂腰肌、股直肌和阔筋膜张肌上

7）手内旋证明了肩带以内旋为主导

6）左腿外旋证明了腿部以外旋为主导，其活动过度是由于竖脊肌在左侧的肌张力过强，由此带动了梨状肌和股二头肌的过度活动

37年前的脊柱侧弯曲线　　　**退行性失代偿的结构重建**

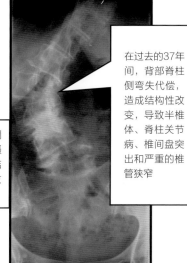

严重的腰椎侧弯曲线。拍摄于37年前，结构改变尚未发生以前

在过去的37年间，背部脊柱侧弯失代偿，造成结构性改变，导致半椎体、脊柱关节病、椎间盘突出和严重的椎管狭窄

椎管狭窄

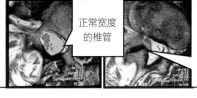

正常宽度的椎管

由于单侧的椎间关节退化和椎间盘突出，导致椎管变窄了40%

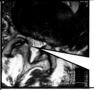

由于双侧的椎间关节退化和椎间盘突出，导致椎管变窄了80%

患者的脊柱侧弯是因为右肩胛骨失常，所以在运动时背阔肌螺旋肌肉链未被激活。治疗将调整背阔肌螺旋肌肉链的功能，肩胛骨运动使胸部曲线回到中间位置并将背部曲线向上牵伸。

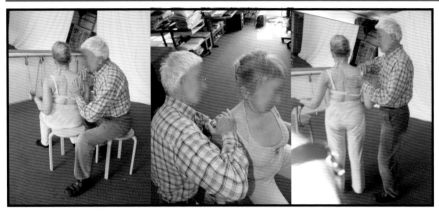

训练1（在协助下）：当患者向后拉时，协助者引导其肩胛骨向后下方运动，朝着对侧腰部的位置。协助者用位于患者胸侧的手臂将患者的肩膀向后下推，用位于患者背侧的手臂将其肩胛骨向胸侧压。协助者位于患者胸侧的前臂朝向运动的方向，手肘抬起

这个训练的目的是塑造肩胛骨向后下方的最佳运动，朝着对侧腰部的位置——沿着背阔肌肌纤维的方向。牵伸患者的肩带前肌群，背阔肌螺旋肌肉链被激活

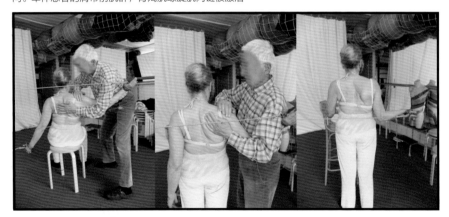

训练2（在协助下）：当患者侧拉时，协助者用位于患者背侧的手臂引导其肩胛骨向斜下方运动，朝着对侧腰部的位置。协助者用位于患者胸侧的手臂将患者的肩膀向后下压，前臂朝向运动的方向

这个训练的目的是塑造肩胛骨向后下方的最佳运动，朝着对侧腰部的位置——沿着背阔肌肌纤维的方向。同时，用力牵伸患者的肩带前肌群，背阔肌螺旋肌肉链被激活

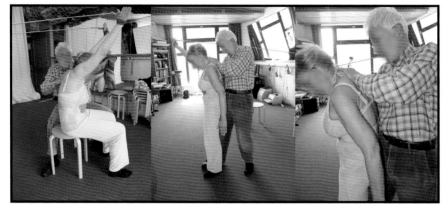

训练3（在协助下）：当患者向前卷曲时，协助者用一只手臂支撑其下肋，由此创造了一个运动的水平轴。协助者的另一只手臂的位置更高，在胸椎区域，这只手臂缓慢地帮助患者向前卷曲身体并向上牵伸

这个训练的目的是利用激活的腹部来牵伸整个脊柱。前锯肌螺旋肌肉链被激活

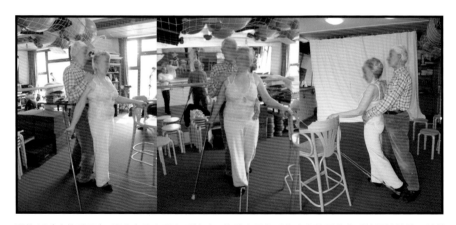

训练11（在协助下）：当患者的左腿向后拉时，协助者用左手将患者的骨盆向后拉至旋转位，接着用另一只手引导其肩胛骨向后。在患者的背部，协助者用自己的骨盆稳定住患者的骶骨。患者用力动员腹肌，吸气至下腹部。骨盆和前胸的稳定由此产生

这个训练的目的是牵伸盆带和肩带的前肌群。背阔肌螺旋肌肉链被激活

　　在协助下进行训练可以加快教学速度，提高训练质量。协助训练比单独训练更能伸展短缩的肌肉。协助工作由治疗师或经过培训的家人担任。在复杂的情况下（如严重的脊柱侧弯），协助训练是更快、更好的运动治疗途径。

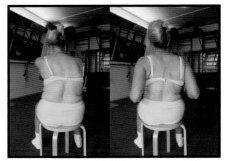

患者用训练1（坐位）开始治疗。强化肩胛骨之间的肌肉，并通过背阔肌螺旋肌肉链激活腹部

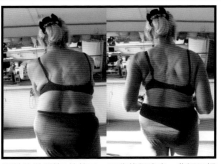

以站位做训练1的练习，骨盆获得稳定。背阔肌螺旋肌肉链通过臀大肌和阔筋膜被整合入全身，直到足底

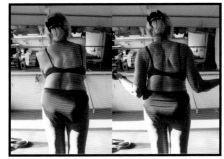

以站位做训练1的练习。通过这个训练，牵伸肩部前肌群，并打开外旋，进一步强化背阔肌螺旋肌肉链

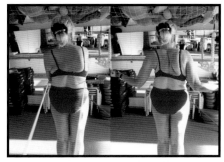

以站位做训练3的练习。通过这个训练，弥补了肩部前肌群的牵伸，并且激活了背阔肌螺旋肌肉链

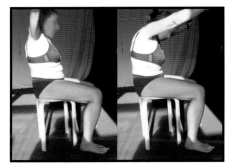

训练6通过前锯肌螺旋肌肉链强化腹部斜肌，同时抑制并牵伸背部肌肉

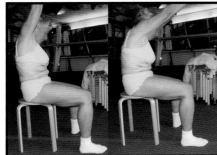

在6个月的训练后，背部的伸长相当明显

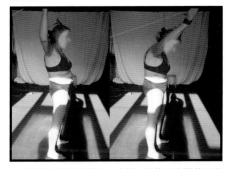

以站位做训练6的练习。这样，螺旋肌肉链就可以被整合入全身，直到足底

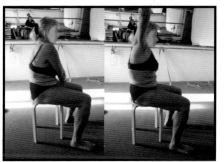

先以坐位做训练2的练习，脊柱得到强烈的牵引。这个训练激活了背阔肌螺旋肌肉链

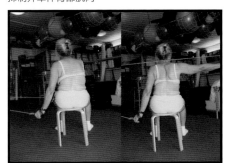

通过肩胛骨朝向脊柱的运动，训练2将脊柱大幅度地推向中心位置并塑造了胸部的正确位置。整个背阔肌螺旋肌肉链的拉力和短距离旋转的功能也为此提供了帮助

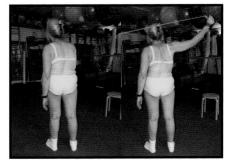

在站位训练时，整个背阔肌螺旋肌肉链再一次整合。我们找到患者对应脊柱最大限度回归中心位置的手臂运动高度，然后让其在这个位置重复练习

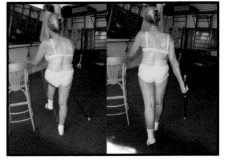

训练11激活整个背阔肌螺旋肌肉链。它显著地强化了臀大肌，放松了盆带前肌群

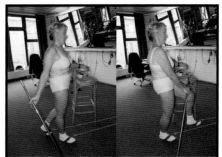

侧视图展示了肩胛骨的运动，以及胸肌、锯肌和锁骨下肌的牵伸

脊柱侧弯5 治疗效果对比

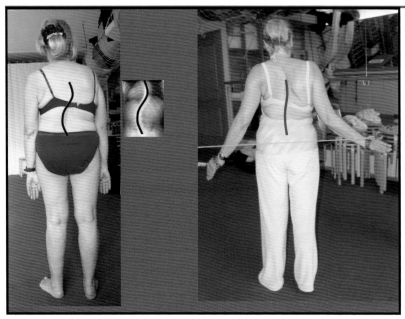

最初，非常严重的弯曲

经过4个月的治疗，在激活的螺旋稳定状态下，向中心牵引弯曲

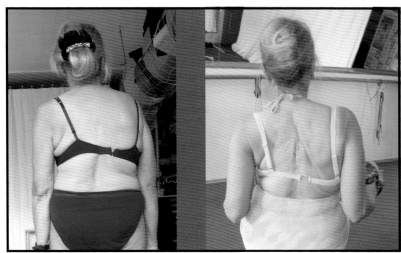

最初，非常严重的弯曲

经过4个月的治疗，在激活的螺旋稳定状态下，向中心牵引弯曲，可以看见明显的肌肉增强

造成脊柱侧弯的不是脊柱本身，而是脊柱外侧

失常发生在肌肉的功能水平和运动方向上，这种失常可以通过有针对性的康复方法解除。

脊柱侧弯通常是右肩胛骨失常导致的。在肩胛骨运动失常的情况下，背阔肌螺旋肌肉链无法被激活。因此，它提供的牵引脊柱至中心位置的功能没有发生。

治疗方案是基于调整右肩胛骨的运动和背阔肌螺旋肌肉链的功能来制订的。肩胛骨运动使胸部弯曲回到中心位置，并向上牵伸胸部弯曲。

左图展示了患者最初和治疗4个月后的对比。由于剧烈的背痛，患者最开始行走不能超过20米。4个月后，她可以没有疼痛感地行走1~2千米。

治疗步骤

1. 牵伸肩带前肌群。
2. 强化肩带后肌群。
3. 通过背阔肌螺旋肌肉链将肩胛骨的运动和腹部、骨盆的稳定整合在一起。训练采用坐位和站位。
4. 利用背阔肌和前锯肌的螺旋稳定，在背部弯曲处产生牵拉力。
5. 利用不对称的训练动员胸部。
6. 调整骨盆位置并纠正盆带的肌肉不平衡。
7. 放松颈部肌肉。
8. 通过单腿训练，将背阔肌螺旋肌肉链和前锯肌螺旋肌肉链整合入全身，直到足底，形成足弓和足底稳定。
9. 重新建立行走的协调性。

4个月的治疗效果

对肌肉部分的影响：强化并牵伸肌肉。

对运动协调性的影响：提高行走的协调性和稳定性。

对结构的影响：在积极的训练中将脊柱弯曲拉直，身体向上伸展。

主观感受：疼痛方面，休息时的疼痛消失，睡觉不感到疼痛，运动时的疼痛明显减轻，行走不感觉疼痛的时间变长；心理方面，对未来产生希望，对能够自理感到快乐。

脊柱侧弯6 通过前锯肌螺旋肌肉链的活动牵引身体

被动姿态，治疗第1天 主动坐姿，治疗第1天 主动向前拉，治疗第1天 主动向前拉，治疗第6个月

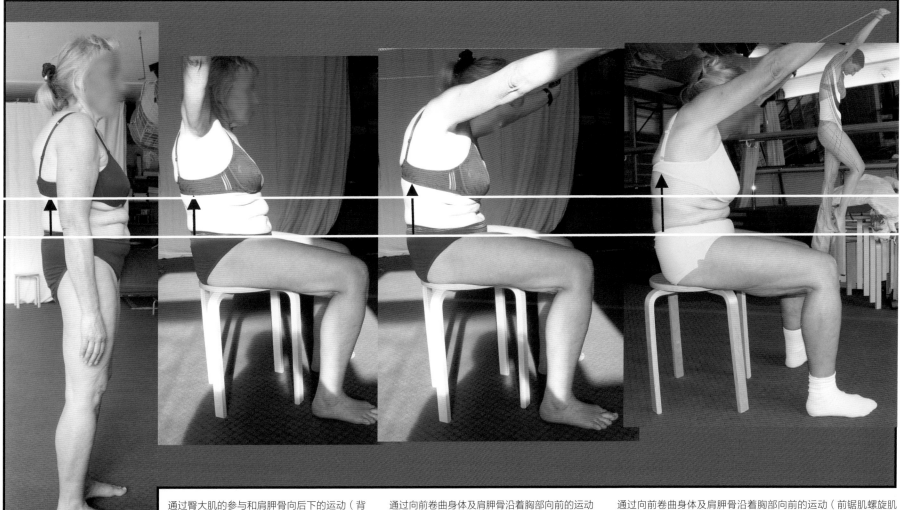

腹肌没有平衡站姿

通过臀大肌的参与和肩胛骨向后下的运动（背阔肌螺旋肌肉链被激活），腹壁略微收紧

在椎体位置略微牵引1cm

通过向前卷曲身体及肩胛骨沿着胸部向前的运动（前锯肌螺旋肌肉链被激活），腹壁收紧

在椎体位置显著地牵引2cm

通过向前卷曲身体及肩胛骨沿着胸部向前的运动（前锯肌螺旋肌肉链被激活），腹壁收紧

在椎体位置非常显著地牵引3cm

通过背阔肌螺旋肌肉链的活动牵引身体

通过背阔肌螺旋肌肉链的活动使脊柱处于中心位置

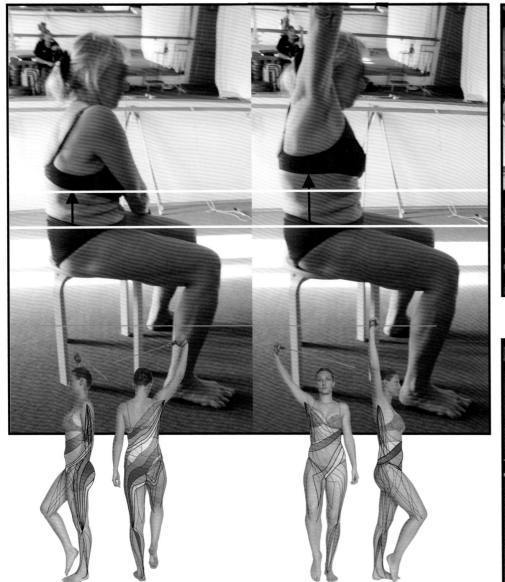

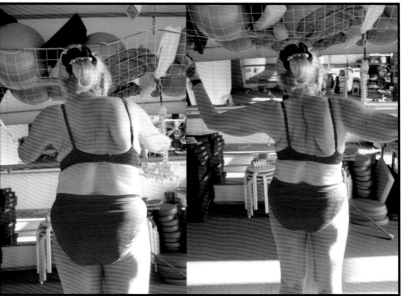

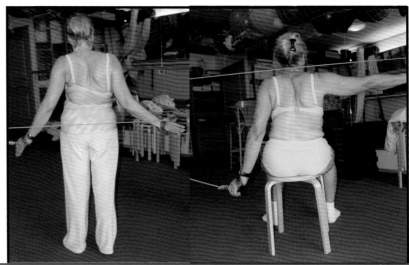

脊柱侧弯8　通过背阔肌、前锯肌和胸大肌螺旋肌肉链的活动牵引脊柱，使其处于中心位置

重新建立行走的协调性和稳定性
当行走时，背阔肌、前锯肌和胸大肌螺旋肌肉链在同时运作

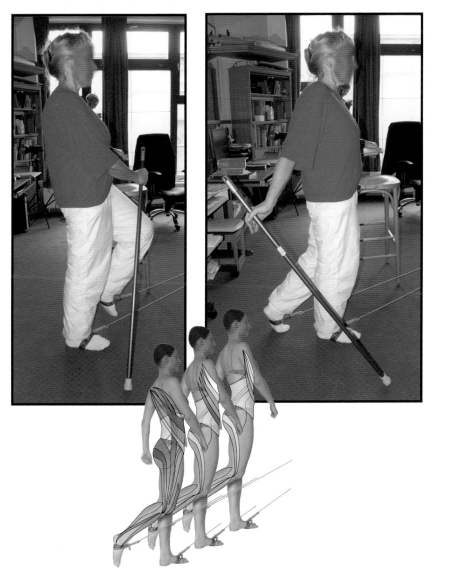

结论

特发性脊柱侧弯

在我们看来，脊柱侧弯是一种继发症状——原因不在于脊柱，主要的障碍在运动的方向和稳定性上，最有可能是因为小脑功能失常。另外，我们认为肌肉链的激活与抑制也与脊柱侧弯有关。找到了原因，我们就可以据此对患者进行治疗。我们激活患者的螺旋肌肉链，激活的关键在于手臂和肩胛骨。但是手臂和肩胛骨也有明显的运动障碍：手臂、肩胛骨、胸部和脊柱的协调性被打乱了。不正确的运动会对脊柱和胸部产生影响；同时，全身的肌肉不平衡正在发展并变得固定，进一步扰乱了运动的协调性。

我们可以简单地将脊柱侧弯定义为：肩胛骨功能失常导致胸部产生弯曲，牵引力失常导致背部产生弯曲。特征是螺旋稳定障碍及行走时的协调性和稳定性失常。

只有复杂的治疗才可能解决脊柱侧弯的问题。因为这是一种全身性的失常，所以我们必须在这一水平上解决问题，即在全身的肌肉链水平上、在身体中心的协调水平上和在周围肌肉不平衡的水平上来解决问题。我们使用最有效的"武器"——交互抑制来抑制肌肉紧张，因为这种紧张会阻碍最佳运动。治疗过程主要是用很小的力量对肌肉进行强度训练，而不是牵伸训练。

如果治疗师希望成功地治疗脊柱侧弯，就必须改变观念。如果患者积极配合的话，这种无法治愈的疾病可以被轻易地控制住。

脊柱侧弯的系统治疗应包含以下内容：

预防

家长、体育老师、教练、儿科医生通力配合（应该给予运动失调儿童、脑瘫儿童更多的关注）。

治疗

◎ 早期发现——脊柱侧弯的曲线发展非常快，必须通过训练快速调整（医生、治疗师、体育老师和家长互相配合）。我们强调，在学校的多年的规律训练（体育课）很重要，因为儿童必须在整个成长期进行锻炼。

◎ 治疗已经形成的曲线，预防并发症——康复机构（1年4次、1次1周的集中训练）、医生、治疗师、体育老师、家长、运动团体互相合作。为了健康而运动，为了康复而运动。

◎ 治疗并发症——包括运动系统疾病（椎间盘突出、椎管狭窄、扁平足、蹬外翻）和内脏疾病（心脏、肺、消化系统、内分泌系统和泌尿系统失常）。

脊椎侧弯9　手法治疗是重要的辅助手段

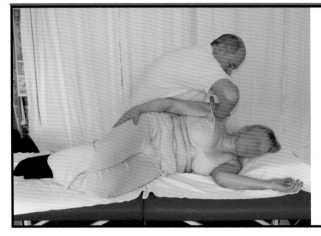

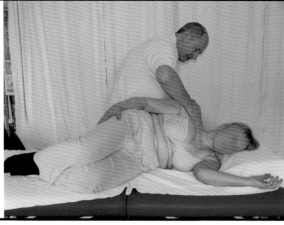

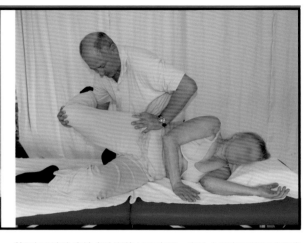

第1个手法治疗技术让训练1变得更容易。它让肩胛骨向后的运动更自由。治疗师按摩肩部前肌群，并利用肩胛骨运动让其向后牵伸

第2个手法治疗技术也让训练1变得更容易。它让肩胛骨向下的运动更自由。治疗师按摩颈部肌肉，并利用肩胛骨运动让其向后向下牵伸

第3个手法治疗技术让训练11更容易。它让大腿向后的运动更自由，而且不会产生病理性的脊柱前凸。治疗师按摩骨盆前肌群，并利用腿部运动将其向后牵伸

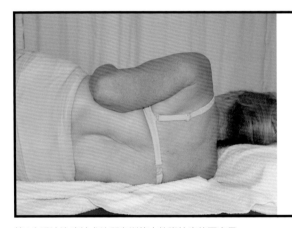

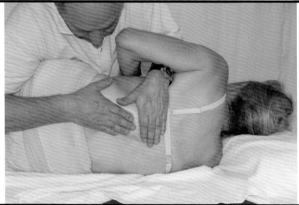

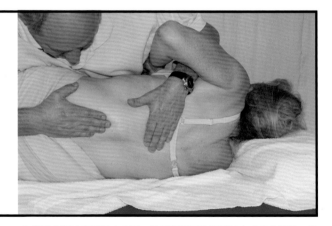

第4个手法治疗技术让所有训练中的脊柱牵伸更容易

治疗师用缓慢、中等的力按摩脊柱旁的肌肉

在按摩完脊柱旁的肌肉之后，治疗师用手动牵引的方式牵伸脊柱。这个技术能快速实现训练和无疼痛行走产生的牵引效果。观察图片，我们看到患者的背部曲线变直

　　手法治疗让那些阻碍最佳运动的肌肉放松。因为有手法治疗的帮助，高强度的训练计划成为可能。可以这么说，高强度、为期1周的手法治疗与运动训练相结合的治疗方式，与传统的、为期1个月的康复治疗方式相比，可以达到更好的效果。需要强调的是，必须始终保证质量，手法治疗技术的操作必须准确无误。不过，手法治疗技术并不难，一个专业的治疗师可以在2天之内学会。

第九章
运动稳定、行走稳定和奔跑稳定

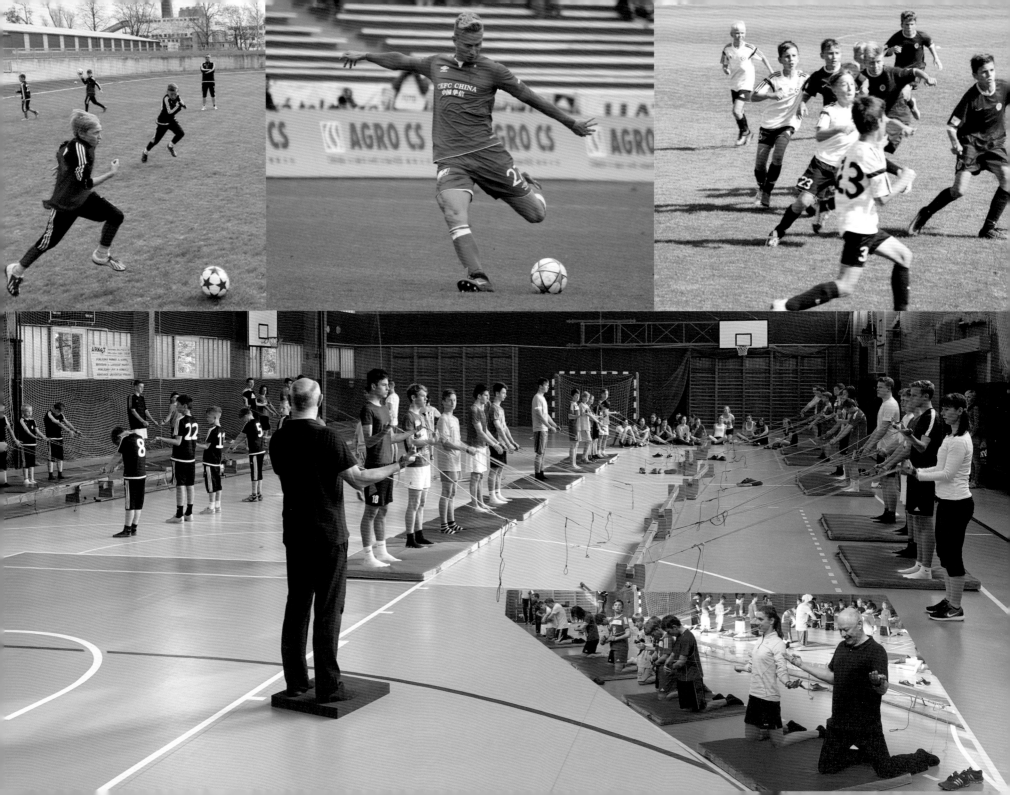

在婴儿发育时期螺旋稳定的发展

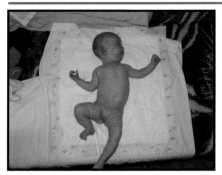

6周龄时，背阔肌螺旋肌肉链通过双侧伸展运动而活化

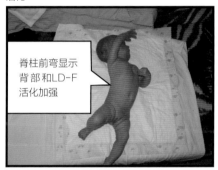

脊柱前弯显示背部和LD-F活化加强

一侧伸展（激活背阔肌螺旋肌肉链）引起对侧肢体卷曲（激活前锯肌和胸大肌螺旋肌肉链）。双侧臀大肌的激活增加运动的稳定性

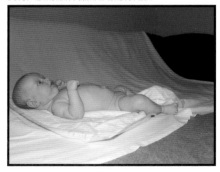

双侧上下肢的伸展激活了整个背阔肌螺旋肌肉链，使腹部更加强健（3月龄）

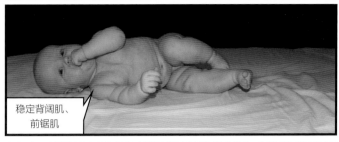

稳定背阔肌、前锯肌

翻身时，右臂的活动变为伸展（激活背阔肌螺旋肌肉链），为腹部提供了重要支撑，并激活了腹部。然后左臂可以自由运动，开始翻身

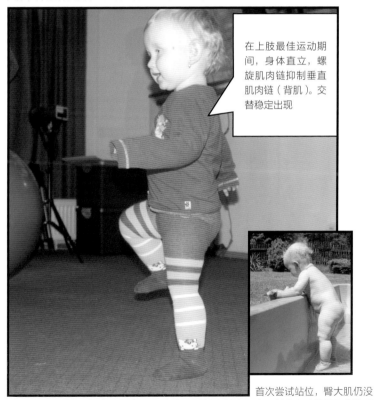

在上肢最佳运动期间，身体直立，螺旋肌肉链抑制垂直肌肉链（背肌）。交替稳定出现

首次尝试站位，臀大肌仍没有足够的力量维持骨盆的平衡，这也是必须倚靠在某个物体上的原因（9月龄）

左侧前锯肌螺旋肌肉链和右侧背阔肌螺旋肌肉链在轴向位置的完美表现，使行走和跑步稳定，并且可使足弓形成（17月龄）

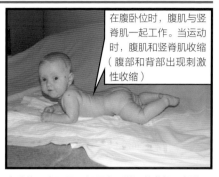

在腹卧位时，腹肌与竖脊肌一起工作。当运动时，腹肌和竖脊肌收缩（腹部和背部出现刺激性收缩）

腹卧位，肩胛骨下部固定，激活的背阔肌螺旋肌肉链被再次利用，使头部抬起和转动

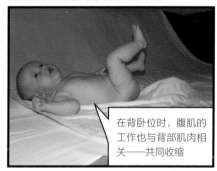

在背卧位时，腹肌的工作也与背部肌肉相关——共同收缩

下肢弯曲，同时牵拉两侧肩胛骨，背阔肌螺旋肌肉链被激活，可使身体稳定，腹部强化（3月龄）

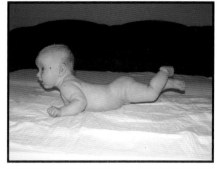

当肩胛骨前后均加强固定时，背阔肌螺旋肌肉链和前锯肌螺旋肌肉链协同工作，可以伸髋（3月龄）

在婴儿发育时期螺旋稳定的发展

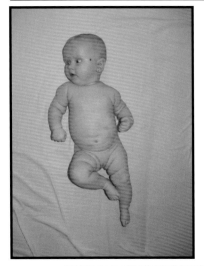
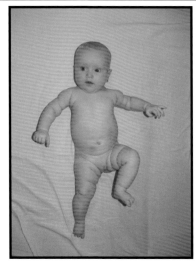

通过伸展上下肢而激活的背阔肌螺旋肌肉链，可使对侧肢体屈曲（8周龄）

不要长期使婴儿保持这种姿势，这样会使他们负担过重

手臂在前

腹部放松

腿部无本体感觉刺激，姿势反射缺失

肩胛骨下部固定，手臂主动运动，背阔肌螺旋肌肉链被激活

腹部由背阔肌螺旋肌肉链激活

坐位，激活的背阔肌螺旋肌肉链可显著地增强腹部（9月龄）

当处于卧位时，婴儿具有在运动时背肌与腹肌共同收缩（同步激活）的特点。

当人的身体直立、行走的协调性最佳时，螺旋肌肉链与垂直肌肉链交替工作。

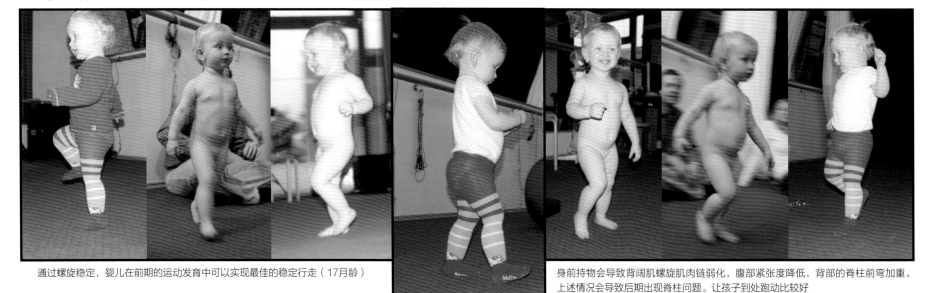

通过螺旋稳定，婴儿在前期的运动发育中可以实现最佳的稳定行走（17月龄）

身前持物会导致背阔肌螺旋肌肉链弱化，腹部紧张度降低，背部的脊柱前弯加重。上述情况会导致后期出现脊柱问题。让孩子到处跑动比较好

行走——协调性

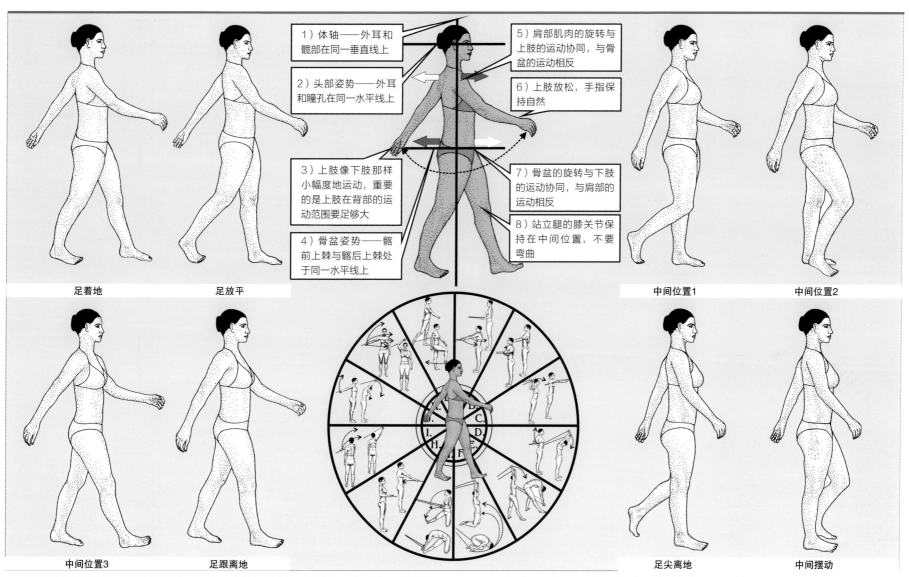

1）体轴——外耳和髋部在同一垂直线上

2）头部姿势——外耳和瞳孔在同一水平线上

3）上肢像下肢那样小幅度地运动，重要的是上肢在背部的运动范围要足够大

4）骨盆姿势——髂前上棘与髂后上棘处于同一水平线上

5）肩部肌肉的旋转与上肢的运动协同，与骨盆的运动相反

6）上肢放松，手指保持自然

7）骨盆的旋转与下肢的运动协同，与肩部的运动相反

8）站立腿的膝关节保持在中间位置，不要弯曲

足着地　足放平　中间位置1　中间位置2

中间位置3　足跟离地　足尖离地　中间摆动

训练的目的是使运动的协调性达到最佳。身体保持直立，骨盆与头部保持平衡姿势，上肢与肩胛骨拥有合适的运动范围，站立腿的膝关节保持平衡，肩部肌肉的旋转与骨盆肌肉拮抗。以这种步态，行走不仅具有协调性，而且具有正确的稳定性。在出现功能障碍的情况下，11 个训练可以纠正上述参数，行走成为康复治疗最重要的部分。行走一定要保持流畅而放松的状态，这只有在螺旋稳定的情况下才能实现。

行走——稳定性

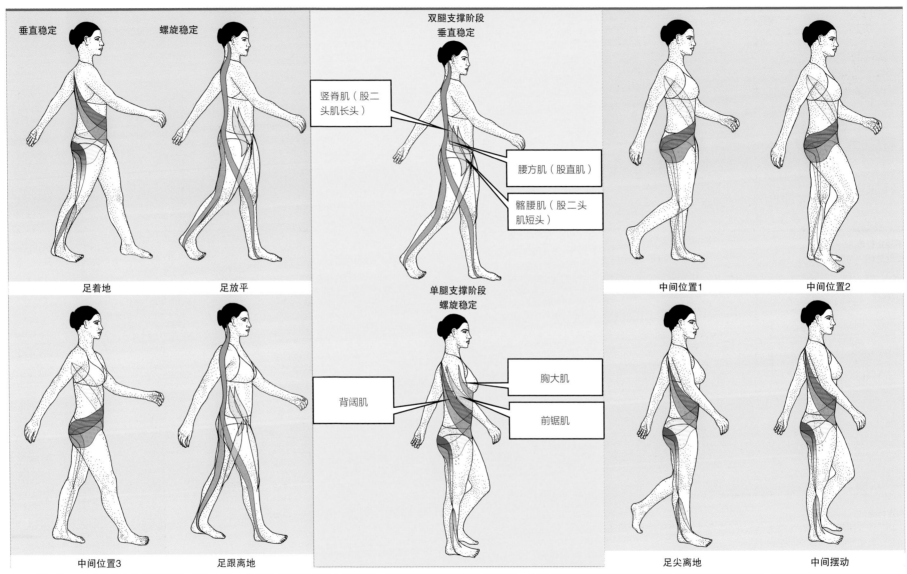

垂直稳定　　　　　螺旋稳定

足着地　　　　　　足放平

双腿支撑阶段
垂直稳定

竖脊肌（股二
头肌长头）

腰方肌（股直肌）

髂腰肌（股二头
肌短头）

单腿支撑阶段
螺旋稳定

背阔肌

胸大肌

前锯肌

中间位置1　　　　中间位置2

中间位置3　　　　足跟离地

足尖离地　　　　　中间摆动

当行走时，垂直稳定与螺旋稳定交替出现。垂直稳定用于双腿支撑阶段，螺旋稳定用于单腿支撑阶段。上肢的广泛运动可以同时激活全部的螺旋肌肉链，背阔肌与斜方肌通过向后运动被激活，前锯肌与胸大肌通过向前运动被激活。螺旋稳定可以抬高身体，使脊柱具有活动性，并使躯干与骨盆反向旋转。在行走的每个阶段，如果垂直稳定持续存在，脊柱的负担会加重，并可能导致疼痛的发生及脊柱退行性病变。

稳定行走，防止跌倒

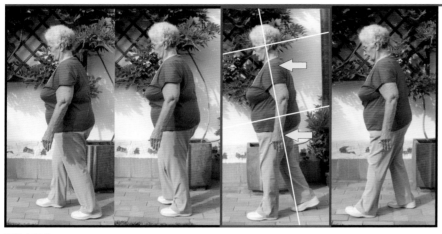

不稳定行走
体轴前倾，头低垂，骨盆向前倾，肩胛骨和上肢没有有效地向后摆动

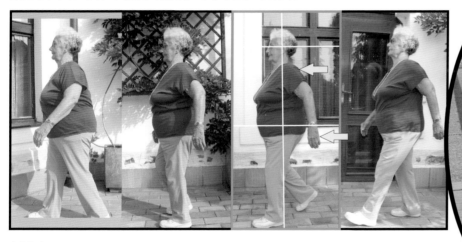

稳定行走
体轴平衡，头部位于身体中轴线上，眼耳位置水平，肩胛骨向后移动，骨盆保持水平位。在单腿支撑阶段，髋关节和膝关节的体位保持平衡

个人训练可以提高训练质量，明确重要细节

当共同训练时，可以重复练习，自主运动。在音乐环境下进行群体训练，则乐趣更多

　　我的客户说："我87岁，我的愿望就是改善我的行走稳定性，我很怕摔倒。"这个愿望能够实现。在为期1周的个人训练中，我们把她的身体平衡在体轴上，我们改善了她肩胛骨向后和向下的运动，由此产生的背阔肌螺旋肌肉链提高了她的身体稳定性。我们强化了她的臀大肌，改进了骨盆的稳定性。在1周内，可以看到这位女士有明显的进步——身体变直了，肩胛骨向后和向下动，行走变得稳定。任何年龄开始训练都是可以的。

译后记

　　2020年9月19日，《肌肉链》系列丛书编译委员会在大连召开了第四次翻译编写工作会议，本套丛书的责任编辑郝喜娟女士也参加了会议。虽然在过去近3年的时间里，大家通过各种通信工具有过频繁的交流，但是对于众多译者而言，这是第一次和责任编辑见面。由理查德·施米西科撰写的《肌肉链》系列丛书一共4册，目前已全部翻译完毕。第4册作为理查德的收官之作，在年内就可以与读者见面了。

　　从2017年12月12日，理查德第一次来大连做学术报告、寻求合作机会开始，至今已经过去2年10个月的时间了。在这段不算太长的时间里，螺旋稳定理论在中国从不为人知快速进入迅猛发展的阶段。在我们与理查德确立了合作关系之后，双方都马上开始了工作。在我们这边，我立即组织了翻译队伍，开始对理查德的书进行翻译。2018年9月，第1册《肌肉链：脊柱的螺旋稳定》出版。2019年4月，第2册《螺旋肌肉链训练：治疗椎间盘突出和脊柱侧弯》出版。虽然因为猝不及防的疫情，今年的线下培训被迫暂停，但是也带给了我们大段不受干扰的案头工作时间，图书翻译工作也得以加速进行。2020年5月，第3册《螺旋肌肉链训练：治疗脊柱侧弯、过度前后凸和姿势不正》出版。第4册《脊柱的螺旋稳定：背痛的预防与治疗》现在也已经进入了最后的编审阶段，即将与读者见面。在理查德方面，他在短时间内修订了《肌肉链》系列丛书和教学PPT，以及其他资料，并将许多人体标本（由大连生命奥秘博物馆制作）的图片整合到其编写的书籍、教学PPT和其他资料中，使得螺旋稳定理论更加直观易懂，便于理解和记忆。与此同时，理查德还在百忙之中专门设计了培训班专用的人体塑化标本，并亲自指导标本制作技师制作。这件塑化标本完美地体现了人体肌肉的几条螺旋曲线，使得人体的螺旋肌肉链一目了然，现在它已经成为培训班必不可少的示教标本了。

　　2018年8月，理查德再次来到大连，这次是应我和李哲老师的邀请，到中国举办首期"肌肉链螺旋稳定"培训班。其时正是《肌肉链：脊柱的螺旋稳定》一书的出版前夕，为了让第一期学员在培训时能够用上教材，我们特意赶印了100本预印本。现在，这限量的100本预印本已经成为学员们珍贵的收藏品了。从那个时刻开始，为了便于学员们学习和参加培训，我们确立了螺旋稳定培训"阶"和"期"的概念。至今我们已经培养1阶16期学员近千人，2阶和3阶学员近百人。"忽如一夜春风来，千树万树梨花开。"现在，螺旋稳定理论已经在国内快速地推广开来，我们的部分学员现在已经成为螺旋稳定理论的线下培训师，加入到了螺旋稳定理论的线下推广队伍当中。而《肌肉链》系列丛书也成为社会上许多线下肌肉链培训班的教材。对此，作为译者和螺旋稳定理论的引进者，我们心中深感欣慰。

　　值此第4册书出版之际，我们很高兴地看到了大众对螺旋稳定理论和动作体系的认可，有很多从业者帮助了众多受慢性疼痛和体态不正困扰的人群。越来越多的脊柱相关疾病患者通过这一体系的训练，减轻了痛苦，避免了不必要的手术治疗，恢复了健康。我们也正在应用这一体系开展相关的科学研究，将从科学的角度验证其康复效果，阐述其机制。我们确信，理查德螺旋稳定理论的引进和推广，必将为中国全民健康水平的提升做出巨大贡献！

2020年10月18日（星期日）

于大连星海广场

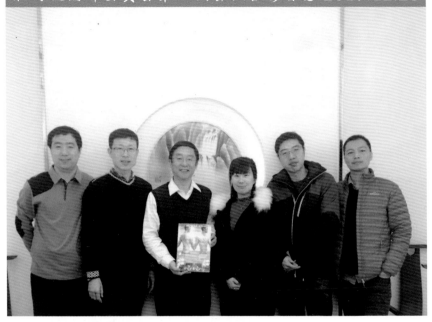

肌肉链编译委员会第一次会议合影留念 2017.12.23

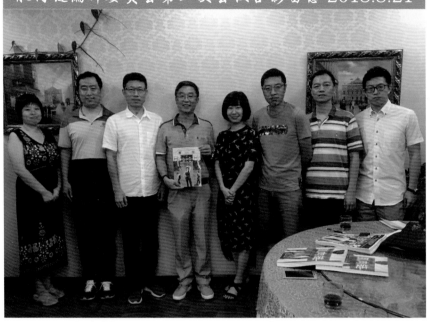

肌肉链编译委员会第二次会议合影留念 2018.8.21

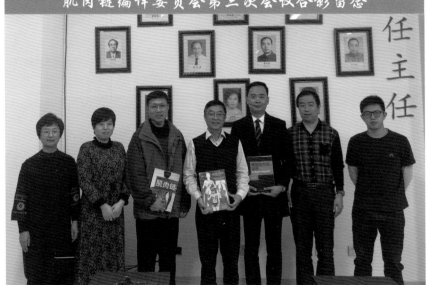

肌肉链编译委员会第三次会议合影留念

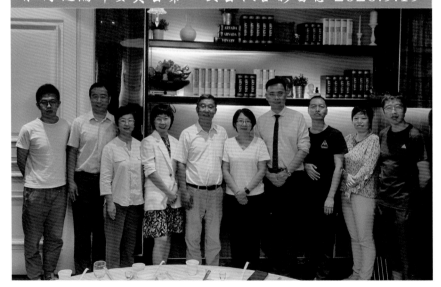

肌肉链编译委员会第四次会议合影留念 2020.9.19